中医养生堂系列

YINSHI YIJI SUISHENCHA

饮食宜忌随身查

胡维勤 ◎ 编著

时代出版传媒股份有限公司
安徽科学技术出版社

图书在版编目（CIP）数据

饮食宜忌随身查 / 胡维勤编著. —— 合肥：安徽科学技术出版社，2015.1（2025.6重印）
（中医养生堂系列）
ISBN 978-7-5337-6513-2

Ⅰ.①饮… Ⅱ.①胡… Ⅲ.①饮食-禁忌-基本知识 Ⅳ.①R155

中国版本图书馆CIP数据核字（2014）第267816号

饮食宜忌随身查　　　　胡维勤　编著

出版人：王筱文　　选题策划：丁凌云　吴　玲　　责任编辑：吴　玲
出版发行：安徽科学技术出版社　　http://www.ahstp.net
（合肥市政务文化新区翡翠路1118号出版传媒广场，邮编：230071）
电话：（0551）63533330
印　　制：北京一鑫印务有限责任公司　　电话：（010）61424266
（如发现印装质量问题，影响阅读，请与印刷厂商联系调换）

开本：720×1016　1/24　　印张：6　　字数：150千
版次：2015年1月第1版　2025年6月第2次印刷

ISBN 978-7-5337-6513-2　　定价：59.00元

版权所有　　侵权必究

Preface 前言

如今，现代人因为工作、生活、环境等多种因素，面临着多方面的身心压力，再加上自身意识不够充分，导致身心受累，疲惫不堪。面对如此狼狈的状况，我们迫切需要借助知识来改变现状。

我们都知道，在中华五千年的光辉历史中，前人通过经验的不断积累和总结，逐渐流传下来丰富的养生知识，而在这其中，关于饮食宜忌、四季养生、体质养生、五脏养生、药酒养生五方面的内容更是硕果丰富，形成了更为系统的理论体系，也为后人提供了参考。

有了这些知识作参考，我们就可以从中吸取经验教训，以此来提高生活品质。

秉承这种信念，于是就有了本套"中医养生堂系列"丛书的诞生。

本套丛书共有5本，分别为《饮食宜忌随身查》《四季养生随身查》《体质养生随身查》《五脏养生随身查》《自制药酒随身查》。本套丛书主要通过生活中常见的食材、药材、病症等内容来引出饮食宜忌、四季养生、体质养生、五脏养生以及药酒养生的内容。

从饮食宜忌出发，结合食材、药材、病症的宜与忌，不仅可以了解到食物、药材的性味归经、营养成分、营养功效、宜忌人群等知识，还能掌握病症的类型、主治症状、临床表现、致病原因等内容。自己就能当个家庭小医生，轻轻松松养出健康好身体。

从自制药酒出发，可以了解到针对不同病症所配置的不同药酒是如何制作而成的，在一步步详细的制作指导下,你会发现,原本距离我们很远的药酒文化似乎一下就变得亲近且不那么难懂了。

从四季养生出发,春、夏、秋、冬对应温、热、凉、寒,而人的身体各个器官也顺应了季节、气候的变化,在哪个季节会出现哪种症状,该用哪种方法调理,该选择怎样的食补方法,都可以从这里找到答案。

从体质养生出发,人的体质共分9种,分别为平和质、气虚质、阳虚质、阴虚质、特禀质、气郁质、血瘀质、痰湿质、湿热质。我们可以尝试着去认清自己的体质,从而更好调理自身,完善自我。

从五脏养生出发,身体器官与我们的精神、健康都是分不开的。心、肝、脾、肺、肾皆可生化和储藏我们的精、气、血、津液和神,主导人体精、气、神的运转。懂得如何调理五脏,才是长寿健康的保证。

希望通过本套"中医养生堂系列"丛书,广大读者能够对如何在日常生活中进行自我调理有更多的认识和掌握,学会如何更好地生活,以使工作、家庭生活更美满,也使自己身心更健康。

Contents 目录

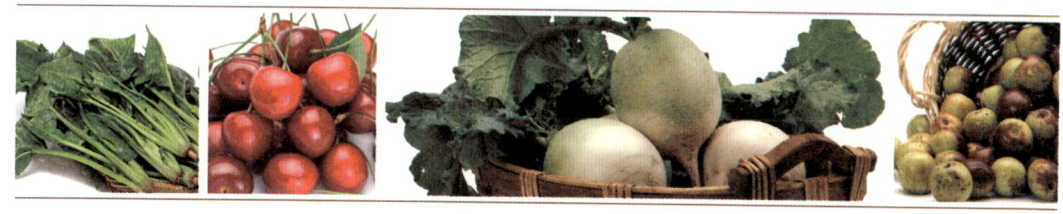

第一章 四季饮食宜忌

春季饮食宜忌……………………… 002
夏季饮食宜忌……………………… 004
秋季饮食宜忌……………………… 006
冬季饮食宜忌……………………… 008

第二章 日常食材饮食宜忌

◎蔬菜类

白菜……………………… 012
包菜……………………… 014
菠菜……………………… 015
芹菜……………………… 016
韭菜……………………… 017
西红柿……………………… 018
西蓝花……………………… 020
白萝卜……………………… 021
洋葱……………………… 022
土豆……………………… 023

黄瓜···024
南瓜···026
冬瓜···027
苦瓜···028
茄子···029

◎肉禽蛋类

猪肉···030
牛肉···032
羊肉···033
鸡肉···034
鸭肉···036
鸡蛋···037

◎水产类

鲫鱼···038
甲鱼···040
鳝鱼···041
虾··042
蛤蜊···044
螃蟹···045

◎菌菇类

黑木耳······································046
银耳···048
香菇···049
茶树菇······································050
金针菇······································051

◎水果类

西瓜···052
苹果···054
梨··055
芒果···056
猕猴桃······································057
香蕉···058

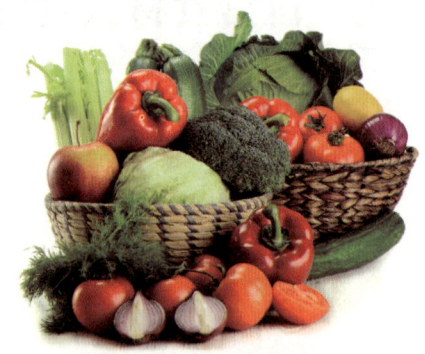

草莓·····059

◎ 粮豆类

黄豆·····060
绿豆·····062
大米·····063
小米·····064
糯米·····065
薏米·····066
燕麦·····067
小麦·····068
黑芝麻·····069

◎ 干果类

杏仁·····070
核桃·····072
花生·····073

◎ 其他类

牛奶·····074
酸奶·····076
白酒·····077
蜂蜜·····078

第三章 常见中药材饮食宜忌

人参·····080
黄芪·····081
甘草·····082
白术·····083
冬虫夏草·····084
枸杞子·····085
阿胶·····086
何首乌·····087
当归·····088
麦冬·····089
天冬·····090
黄连·····091
决明子·····092
金银花·····093
鱼腥草·····094

第四章 常见病症饮食宜忌

◎内科疾病

冠心病 ……………………… 096
糖尿病 ……………………… 098
高血压 ……………………… 100
高脂血症 …………………… 102
慢性支气管炎 ……………… 104
痛风 ………………………… 106

◎外科疾病

痔疮 ………………………… 108
烧伤 ………………………… 110
肩周炎 ……………………… 112
风湿性关节炎 ……………… 114

◎妇科疾病

痛经 ………………………… 116
月经不调 …………………… 118
阴道炎 ……………………… 120

不孕症 ……………………… 122

◎男科疾病

阳痿 ………………………… 124
遗精 ………………………… 126
前列腺增生 ………………… 128

◎儿科疾病

小儿肥胖症 ………………… 130
小儿营养不良 ……………… 132
遗尿 ………………………… 134

第一章 四季饮食宜忌

随着四季的变换，人们的饮食自然会随之变化。人与自然是密不可分的，而饮食只是两者之间其中一个联系。食物的选择应当顺应季节，因为大自然已经为我们做好了选择。

本章根据四季特点，为您简单介绍了四季的饮食原则以及饮食宜忌。只要吃对了，最简单的食材也能吃出最大的健康。

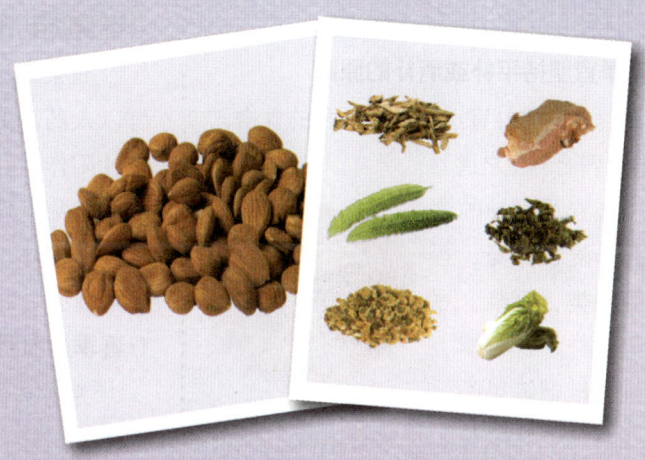

春季饮食宜忌

✓ 春季饮食之宜

◎ **春季宜多食"青色食物"**

"青色食品"能养肝护肝，如黄瓜、芹菜、菠菜、西蓝花、海带等。在春季食用青色食物能疏肝解郁、缓解情绪，还能保护视力。

◎ **春季宜坚持平补或清补的原则**

春季的进补宜选用性味平和的食物，这样才符合养生之道。

在春季平补的食物有小麦、荞麦、薏米等谷类，豆浆、豆腐等豆类，番石榴、樱桃、枇杷等果类，这些食物性味以温、平及甘、酸为主，不寒不热，不腻不燥。

不同体质的人在选取食物时应该有针对性，如一些身体虚弱、消化吸收能力差的人，或阴虚不足者，肢冷畏寒者需要进行清补，可选用甘蔗、荠菜、鸭肉、紫菜、海带、绿豆等食物。

◎ **春季助阳活血宜吃韭菜**

韭菜无论是叶、根，还是种子，都可以入药。韭菜最为人称道的是它的温肾壮阳作用。韭菜有"春香、夏辣、秋苦、冬甜"之说，以春韭为最好。春天气候冷暖不一，需要保养阳气，而韭菜又是性温之物，最养人体阳气。

◎ **春季止血明目宜多吃荠菜**

荠菜富含蛋白质、胡萝卜素和多种维生素，还含有钙、磷、铁及大量粗纤维等成分，其胡萝卜素含量和胡萝卜相当。荠菜对高血压、尿血、鼻出血等症有较好的防治作用，还能健脾、利水、止血、清热及明目。

◎春季调中养颜宜吃樱桃

樱桃果实肉厚，营养丰富，其含铁量比柑橘、梨、苹果等水果高20倍以上，其维生素、矿物质含量也很高。樱桃性温，味甘，具有补中益气、调中益颜、健脾开胃的功效，春天食用可发汗、益气、祛风及透疹。不过需要注意的是，樱桃多食会使人上火，阴虚火旺、鼻出血及患热性病的人应忌食或少食。

❌ 春季饮食之忌

◎春季忌多食温热、辛辣食物

中医认为"春日宜省酸增甘，以养脾气"。春季阳气升发，而辛辣发散为阳气，会加重体内的阳气上升，使肝阳偏亢，人就容易上火伤肝，木克土，而此时的胃部就相对处于虚弱状态，如果食用温热、辛辣的食物，必定有损脾胃之气。所以春天忌多吃温热、辛辣食物，宜多吃点甜味食物，这样既能吸收丰富营养，又具有发散作用。

◎春季食用菠菜忌去根

菠菜的根含有纤维素、维生素和矿物质，还含有大量的糖分。如果把菠菜根配以洋生姜使用，可以控制或预防糖尿病。因此，菠菜食用时忌去根。

为了获得最佳口感，菠菜根应该在菠菜抽薹开花之前食用。

但是，儿童不宜多食菠菜根，因为其中含有的过多草酸进入人体后，能和体内的锌、钙结合成难以被吸收的物质排出体外，而锌和钙这两种矿物质的缺乏对儿童的生长发育极为不利，严重的还会导致软骨病。

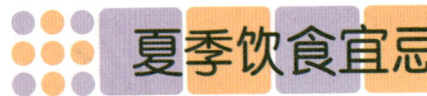
夏季饮食宜忌

✓ 夏季饮食之宜

◎**夏季宜多食"红色食物"**

"红色食品"能增强食欲、养心、排毒，如红椒、西红柿、胡萝卜、红薯、山楂、苹果、草莓、红枣、红米等。在夏季食用红色食物，可以进一步提高对食物营养的利用率，有助于缓解疲劳，给人以兴奋感，同时，对缺铁性贫血、皮肤粗糙、乳腺癌等症也能起到一定的防治作用。

◎**夏季清心润肺宜吃百合**

百合含有淀粉、脂肪、蛋白质、维生素以及一些特殊的有效成分，如生物素、秋水仙碱等多种生物碱和营养物质，其中秋水仙碱能抗肿瘤。常食百合有润肺、清心、调中之效，可止咳、止血、开胃、安神。百合在夏季可以用来煮粥，还能熬汤，更能用作药物，是老少皆宜的食物。

◎**夏季防中暑宜多吃含钾食物**

一个长期缺钾的人在高温下容易中暑，所以，夏季要尽量多吃些含钾丰富的食物，如黄豆、绿豆、蚕豆、豌豆、香蕉、西瓜、菠菜、海带等。

此外，夏季除了多吃些含钾食物外，还可以喝一些含钾饮料，特别是高温作业人员。

◎**夏季清热排毒宜吃富水蔬菜**

所谓富水蔬菜，即指含水量极高的蔬菜，比如叶菜类、瓜类等，其中首推瓜类蔬菜。瓜类蔬菜抗污力强，所含的污染物较少，特别是受重金属和硝酸盐污染更少，所含矿物质的特点是高钾、低钠,对人体健康十分有利。

此外,瓜类蔬菜在燥热烦渴的夏季里之所以能受到欢迎,其原因更在于它们的排毒和清热功效。

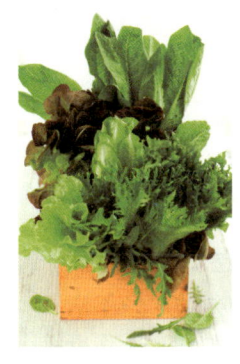

◎夏季消除暑热宜多食鸭肉

夏季多食鸭子,能滋补五脏之阴,清虚痨之热,和脏腑之道,既能补充夏季因天热厌食所缺的营养,又能消除暑热。民间流传"大暑老鸭胜补药"的说法,可见夏季多食鸭子的做法在我国早有推广。

❌ 夏季饮食之忌

◎夏季忌多吃寒凉食物

夏季人的消化功能较弱,在饮食方面,过多吃寒凉食物,易诱发肠胃痉挛,引起腹痛、腹泻。所以,夏季应控制寒凉食物的摄入量。

虽然夏天的寒凉食物对人体好处不小,但是如果有些人是虚寒体质,还是少吃或不要吃西瓜、冬瓜等寒凉食物为好,以免引起肠胃不适。

◎夏季忌贪食冷饮

炎热的夏日,若适当吃些冷饮,确实能起到消热解暑的作用,但一定不可吃得过量。因为食入太多的冷饮会使胃肠血管突然收缩,胃液分泌大为减少,消化功能降低,从而引起食欲不振、消化不良、腹泻,甚至引起胃部痉挛,出现剧烈腹痛的症状。

若剧烈运动后大量进食冷饮,后果更加严重。这是因为剧烈运动后,各呼吸道、血管都会充血扩张,这时大量吃冷饮,会使血管收缩,血流减少,进而导致局部的抵抗力减低,使潜伏在口腔、各管道表面的细菌乘虚而入,引起咳嗽、腹泻等症,严重时还能引起呼吸道感染或诱发扁桃体炎。

秋季饮食宜忌

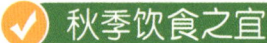 秋季饮食之宜

◎秋季宜多食"白色食物"

"白色食物"能养肺润肺,如大米、燕麦、白萝卜、竹笋、雪梨、山药、百合、银耳、牛奶、豆腐等。在秋季食用白色食物,能补气补虚、增强体质。

◎秋季饮食养生宜"多酸少辛"

秋天要多吃些滋阴润燥的食物,避免燥邪伤害。而因为肺主辛味,肝主酸味,辛味能胜酸,所以要多吃酸性食物,以加强肝脏功能。

从食物属性上讲,少吃辛,多吃酸食有助于生津止渴,但也不能过量。

◎秋季去烦忧宜用饮食调理

秋季天气干燥,气温不稳定,人的心理容易产生凄凉、苦闷之感。这些烦忧心境是可以从饮食上加以调理的。情绪低落时可以吃些健脑活血、兴奋神经系统、改善血液循环的食物,如核桃、鱼肉、鸡蛋、瘦肉、羊肉、巧克力和豆制品等。

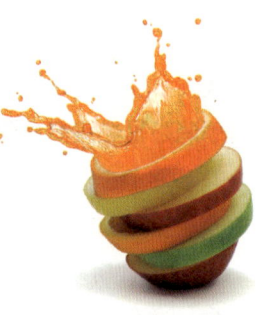

◎秋季保护眼睛宜多吃柑橘类水果

柑橘类水果的最大优点就在于其中含有叶黄素。因为叶黄素对视网膜中的"黄斑"有很好的保护作用,而人体如果缺乏叶黄素,就会引起黄斑退化和视力模糊。不过,摄入柑橘类水果要注意少食多次,不可一次性吃太多。

◎秋季饮食养生重在养阴

经过炎热的夏季,迎来干燥的秋季,到了秋季,人体内的水分相对减少,若摄水量太少,或吃多了烧烤、麻辣烫等,均会有损体内的"阴液"。

如果不注意体内"阴液"的调节和补充,便会引起心血管、消化系统疾病,因此要多吃一些既有清热作用又可滋阴润燥的食物,如野菊花、梨、甘蔗、蜂蜜、银耳等,可防止人体在阴虚的基础上受燥邪的影响而慢慢转向内、积蓄的阶段。

❌ 秋季饮食之忌

◎秋季养生忌乱进补

进入秋季后要正确养生,关键在于不能乱进补。

一忌无病进补。如过量服用鱼肝油可引起中毒,又如长期服用葡萄糖会引起发胖。

二忌慕名进补。认为价格越高的药物越能补益身体,结果因此乱服、滥服补益药物而导致过度兴奋、烦躁激动、血压升高及流鼻血。

三忌虚实不分。中医的治疗原则是虚者补之,不是虚证的患者不能乱用补药。对症服药才能补益身体,否则适得其反。

四忌多多益善。任何补药服用过量都有害。

◎秋季忌多食生冷食物

秋季忌直接食用从冰箱取出的冷食。在立秋过后往往是"冰箱病"的高发季节。不少人因为直接食用从冰箱里取出的饮料和食物,而频频引发胃肠炎等急性病。

秋后要格外注意饮食卫生,养成良好的卫生习惯,建议"早饭一碗粥、晚饭一碗汤"。同时,大鱼大肉等容易生火的食物尽量少吃,在吃海鲜和烧烤时,一定要注意新鲜度。

冬季饮食宜忌

✓ 冬季饮食之宜

◎冬季宜多食"黑色食品"

"黑色食品"能益肾强身，如黑米、黑豆、黑芝麻、黑木耳、海带、紫菜等，都是进补的大好食品。在冬季食用黑色食品更能增强功效，大补元气。比如，黑芝麻具有补肝肾、润五脏、益气力的作用，可用于治疗肝肾精血不足所致的眩晕、脱发、腰膝酸软、四肢乏力、五脏虚损、皮燥发枯、肠燥便秘等症。

◎冬季藏匿精气要进补

冬天由于天气寒冷，消化吸收功能相对较强，为了适应机体的需要，必须多吃富含碳水化合物、脂肪、蛋白质和维生素的食物。

适当进补不但能提高机体的抗病能力，还可把滋补品中的有效成分储存在体内，为明年开春乃至全年的健康打下基础。

中医认为，冬令进补以立冬至立春这段时间最为适宜。俗语有云"冬令进补，开春打虎""三九补一冬，来年无病痛"，立冬以后直至立春以前开始"进补"，是中医提倡的养生之道。

◎冬季进补有讲究

冬季进补是有讲究的，不是人人都需要进补，也不是单纯吃补品、服补药就可以达到健身壮体的目的。而且，冬季进补不当还会适得其反。

"不该补的人乱补"是人们在冬令进补中经常犯的一个错误。对体质比较好、能正常进食的年轻人来说，不提倡进补，而年老体弱者以及亚健康人群可以适当进补。

还有，很多人一想到进补，就是吃羊肉、狗肉，或者只补红枣、核桃，或是只吃一种膏方，这样很容易造成体内营养失衡。要进补，还得讲究均衡搭配。

◎冬季饮食养生宜坚持两点

根据冬季的季节特点，冬季饮食宜坚持两点。第一要御寒、保温，即注重热量及矿物质的摄入，强调热量的供给，可多食肉类；第二要防燥，可在饮食中补充能有效保湿和缓解干裂的维生素B_2和维生素C，还可多食新鲜蔬菜和水果。

◎冬季多食用能"保暖"的食物

冬季寒冷，自身体质不够强健的人很容易因寒气入侵体内而瑟瑟发抖，应适量食用能使身体产生热源的食物，如狗肉、牛肉、羊肉、虾、黄豆、胡萝卜、韭菜、油菜、香菜、橘子、柚子等。

同时，还应考虑补充富含优质蛋白质的食物，如瘦肉、鸡肉、鸭肉、鸡蛋、鱼、牛奶、豆制品等。

◎冬季护肤养颜宜补充维生素

冬季护肤，宜适当补充各种维生素。如维生素A，在蔬果和动物肝脏中含量较多，能够防止皮肤干涩、粗糙；B族维生素，在动物肝肾、豆类中含量较多，可平展皱纹；维生素C能有效防止皮肤发生出血性紫癜，有助于预防心肌梗死、脑卒中，在鲜枣、柚子、柑橘等中较多。

◎冬季养生宜少咸增苦

冬季调养要少咸增苦，以达到护肾养心的目的。多食用一些苦味的食物，以助心阳。如芹菜、莴笋、生菜、苦菊等，这些苦味食物中含有氨基酸、维生素、生物碱、微量元素等，具有抗菌消炎、提神醒脑、消除疲劳等多种功效。

◎冬季可适当多食防燥食物

寒冷气候使人体氧化功能加强，机体维生素代谢明显变化，容易出现皮肤干燥、皲裂、口角炎等症。所以，冬季应该适量增加防燥食物的摄入，比如山芋、土豆等薯类食物，因为其起到的清内热、去瘟毒作用，能帮助强健体魄，更好地抵御寒冷。

❌ 冬季饮食之忌

◎冬季阴虚者忌食用偏温性食物

补益食物一般分为偏寒性和偏温性两种。对于阳虚和气虚者，食用偏温性食物并无坏事，但是对于阴虚、血虚者来说，如果食用狗肉、桂圆、核桃等一类的偏温性食物，更容易助长火气，加重心烦、激动、失眠、心悸、舌红少苔等症状。

◎冬季忌用喝酒来御寒

喝酒能促进体内血液循环，使全身发热，很多人便以为"饮酒能抗寒"。这种理论其实是生活中一些人的认识误区。

喝酒确实能使人温暖，有发热的感觉，不过，此时饮酒只是麻痹了人对冷的感觉，而且这种热量仅仅是暂时的，等酒劲一过，人会感到更寒冷，并会使抗寒能力减弱，出现头痛、感冒甚至冻伤等症状。

◎冬季儿童不能盲目进补

某些虚弱的小儿服用滋补药的确能起到增强体质、提高抗病能力的作用，但滋补药的对象应该是有虚证的儿童。

儿童要进补，不一定要吃昂贵药材或保健品，一日三餐的科学合理搭配更重要。

对容易感冒、咳嗽的儿童可用黄芪、百合、核桃仁和甜杏仁熬粥，能补气益肺；对厌食的儿童可用山药、粳米等熬粥，能健脾开胃。

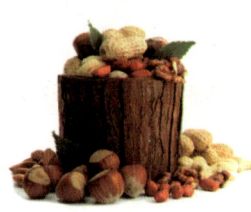

此外，儿童在冬季应适量吃些干果，如核桃、松子等，能起到益智健脑的作用。

第二章 日常食材饮食宜忌

食物是我们身体所需的能量来源，如果长期饮食搭配不当，就容易导致营养缺失，甚至会产生毒副作用。只为了贪图嘴上的一时享受，而给健康埋下隐患，绝对是得不偿失的。因此，必须认识到食材搭配的重要性。

本章将为大家介绍日常常见食材的饮食搭配宜忌，让我们在保持营养均衡的同时保持健康。

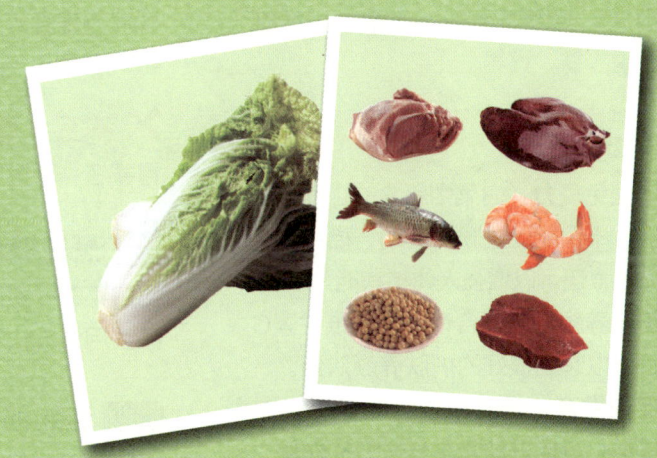

白菜

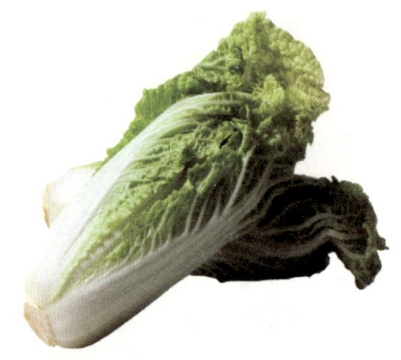

别　名：大白菜、黄芽菜、黄矮菜。

性味 性平，味苦、辛、甘。

归经 归肠、胃经。

营养成分：
蛋白质、脂肪、多种维生素、粗纤维、钙、磷、铁、锌等。

营养功效：
①**增强免疫力**：白菜中所含的粗纤维非常丰富，不仅能促进肠胃蠕动，稀释肠道毒素，常食还可以增强人体抗病能力。
②**护肤养颜**：白菜含有丰富的维生素C，常食可以起到很好的护肤养颜效果。
③**促进发育**：白菜中所含的锌高于肉类和蛋类，有促进幼儿生长发育的作用。

✔ 适宜人群
脾胃气虚者，便秘者，小便不利者，维生素缺乏者。

✘ 不宜人群
胃寒者，腹泻者，肺热咳嗽者。

烹饪提示
切白菜时，宜顺丝切，这样白菜易熟；白菜宜用大火快炒。

选购秘诀
最好购买包得紧实，而且新鲜、无虫害的白菜。

第二章 日常食材饮食宜忌

相宜搭配及功效

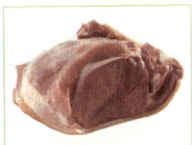
✓ 白菜+猪肉
白菜富含维生素C,利于猪肉中矿物质的吸收。

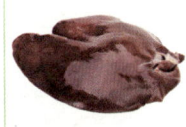
✓ 白菜+猪肝
白菜清热祛火,猪肝养肝补血,两者同食可补血清肺。

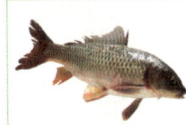
✓ 白菜+鲤鱼
白菜搭配鲫鱼,不仅营养丰富,还有利水消肿、通乳的功效。

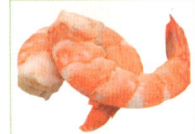
✓ 白菜+虾仁
虾仁富含优质蛋白,白菜富含维生素C,同食可提高免疫力。

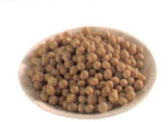
✓ 白菜+黄豆
白菜和黄豆中都含有分解多余雌激素的物质,可预防乳腺癌。

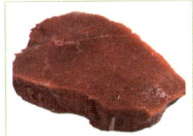
✓ 白菜+牛肉
牛肉补血强身,搭配白菜有健胃消食、补虚养身的功效。

相克搭配及后果

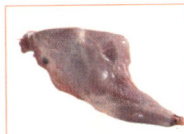
✗ 白菜+兔肉
两者共食,易产生刺激肠胃道的物质而引起腹泻或呕吐。

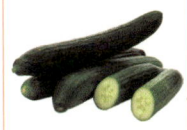
✗ 白菜+黄瓜
黄瓜中含有维生素分解酶,会降低白菜的营养价值。

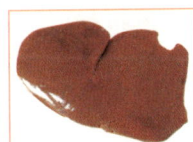
✗ 白菜+羊肝
羊肝中含有破坏维生素C的物质,会降低白菜的营养价值。

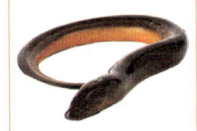
✗ 白菜+鳝鱼
两者同食,易引起恶心、呕吐。

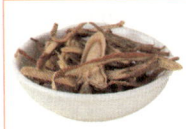
✗ 白菜+甘草
白菜会降低甘草的药效,可能会引起身体不适。

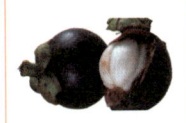
✗ 白菜+山竹
两者都偏寒性,多食会引起身体不适。

包菜

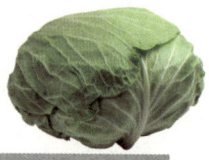

别名：圆白菜、卷心菜、莲花白。

性味 性平，味甘。
归经 归脾、胃经。

营养成分：
蛋白质、碳水化合物、膳食纤维等。

营养功效：
包菜含有的热量和脂肪很低，而维生素、膳食纤维和微量元素的含量很高，常食能促进肠胃的蠕动，起到瘦身减肥的效果。

✔ 适宜人群
胃及十二指肠溃疡患者，糖尿病患者，容易骨折的老年人。

✘ 不宜人群
皮肤瘙痒、咽部充血患者。

✔ 相宜搭配及功效

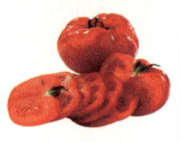

包菜+西红柿
两者同食可促进血液循环，益气生津。

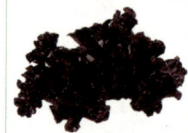

包菜+黑木耳
白菜润脏腑，黑木耳强身健体，同食可健胃补脑，提高免疫力。

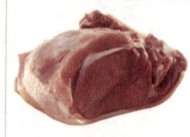

包菜+猪肉
两者搭配营养丰富，可润肠生津。

✘ 相克搭配及后果

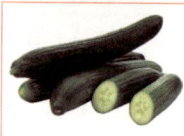

包菜+黄瓜
黄瓜中含有破坏维生素C的物质，同食会降低营养价值。

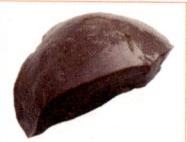

包菜+动物肝脏
动物肝脏富含矿物质铜和铁，会破坏维生素C，降低营养价值。

菠菜

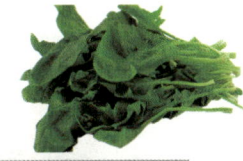

别名：赤根菜、波斯菜、菠棱菜。

性味 性凉，味甘、辛。

归经 归大肠、胃经。

营养成分：
蛋白质、脂肪、碳水化合物、维生素、胡萝卜素、草酸、磷脂等。

营养功效：
菠菜含有大量粗纤维，有助消化，利于排便；菠菜中含有丰富的铁质，对缺铁性贫血有较好的辅助治疗作用。

✔ 适宜人群
电脑工作者，糖尿病患者，高血压患者，便秘者，贫血者，维生素C缺乏症患者等。

✘ 不宜人群
肾炎患者，肾结石患者，脾虚便溏者。

✓ 相宜搭配及功效

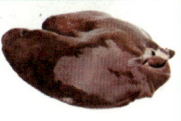

菠菜+猪肝
猪肝与菠菜富含叶酸与铁，两者同食可预防贫血。

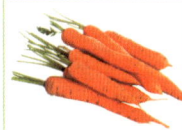

菠菜+胡萝卜
菠菜和胡萝卜都富含维生素A，同食可明目养肝。

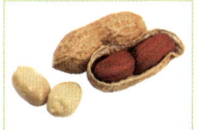

菠菜+花生
两者同食可降低低密度脂蛋白，促进新陈代谢，保护血管。

✗ 相克搭配及后果

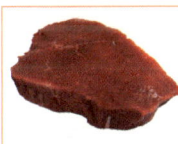

菠菜+牛肉
两者的营养素会相互作用，降低营养。

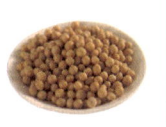

菠菜+大豆
菠菜中含有草酸，会影响大豆中矿物质的吸收。

芹菜

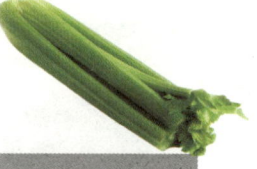

别名：蒲芹、香芹。

性味 性凉，味甘、辛。
归经 归肺、胃、肝经。

营养成分：
蛋白质、膳食纤维、维生素A、维生素C、维生素P、钙、铁、磷等。

营养功效：
芹菜中的芹菜素对人体有很好的降压作用；芹菜含铁量较高，对缺铁性贫血有很好的防治作用。

✔ 适宜人群
高血压患者，动脉硬化患者，缺铁性贫血患者及经期女性。

✘ 不宜人群
脾胃虚寒者，肠滑不固者。

✔ 相宜搭配及功效

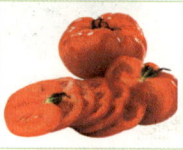

芹菜+西红柿
西红柿中的番茄红素可保护心血管，与芹菜同食可降压降脂。

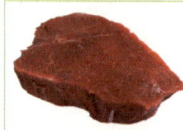

芹菜+牛肉
牛肉补脾胃，芹菜促进食欲，两者同食既有营养又可瘦身。

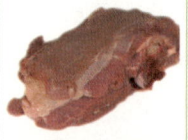

芹菜+羊肉
两者营养互补，同食有温补气血、强身健体的功效。

✘ 相克搭配及后果

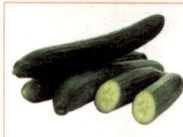

芹菜+黄瓜
黄瓜中含有维生素C分解酶，同食会降低营养价值。

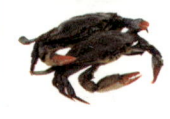

芹菜+螃蟹
两者同食会影响蛋白质的吸收，可引起腹泻。

韭菜

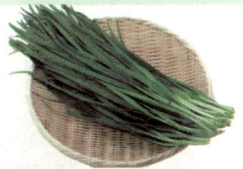

别名：韭、丰本、懒人菜、起阳草。

性味 性温，味甘、辛。

归经 归肝、肾经。

营养成分：
蛋白质、膳食纤维、碳水化合物等。

营养功效：
韭菜的独特辛香味是其所含的硫化物所致，这些硫化物有杀菌消炎作用，可提高人体免疫力。

✔ 适宜人群
夜盲症、干眼病患者，体质虚寒、皮肤粗糙、便秘、痔疮患者。

✘ 不宜人群
消化不良、肠胃功能较弱者，眼疾、胃病患者。

✔ 相宜搭配及功效

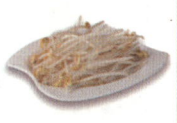

韭菜+黄豆芽
黄豆芽通肠利便，两者同食可清除人体热毒，排毒瘦身。

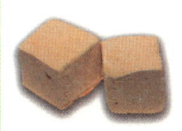

韭菜+豆腐
豆腐营养易消化，韭菜可促进肠胃蠕动，同食可预防便秘。

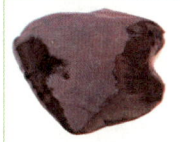

韭菜+猪肝
韭菜富含维生素C，同食可促进猪肝中铁等矿物质的吸收。

✘ 相克搭配及后果

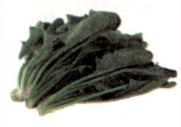

韭菜+菠菜
同食有滑肠作用，容易引起腹泻。

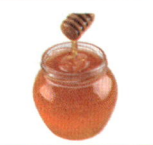

韭菜+蜂蜜
蜂蜜有润肠的功效，韭菜富含粗纤维，同食易引起腹泻。

西红柿

别 名：番茄、毛秀才、洋柿子。

性 味 性凉，味甘、酸。

归 经 归肝、胃、肺经。

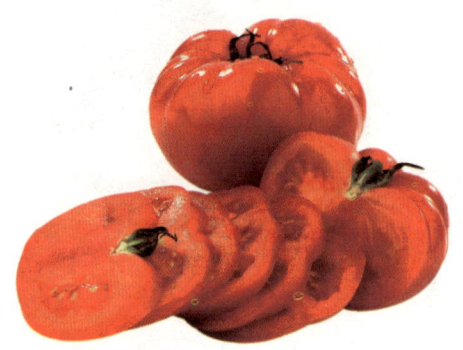

营养成分：
有机碱、番茄碱、维生素A、B族维生素、维生素C及钙、镁、钾、钠、磷、铁等。

营养功效：
①**开胃消食**：西红柿中含有苹果酸，有助于人体胃液对脂肪及蛋白质的消化。

②**美容养颜**：西红柿中含胡萝卜素和维生素A、维生素C、烟酸等，能维持胃液的正常分泌，促进红细胞的形成，有利于保持血管壁的弹性和保护皮肤。

✔ 适宜人群
习惯性牙龈出血、贫血、高血压、急慢性肝炎、肾炎、夜盲症和近视眼者。

✘ 不宜人群
急性肠炎、菌痢患者，溃疡活动期患者。

烹饪提示
西红柿皮比较难剥，可将西红柿放入开水里焯一下再剥，皮就能很容易剥掉了。

选购秘诀
应选购表面光滑、果实圆大而均匀饱满的西红柿。

相宜搭配及功效

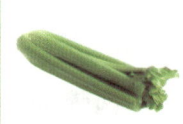
✅ **西红柿+芹菜**
芹菜所含芹菜素有降压作用，两者同食可降压、健胃消食。

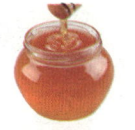
✅ **西红柿+蜂蜜**
蜂蜜是一种天然的美容保健品，两者同食可补血养颜。

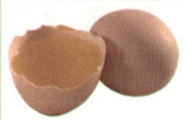
✅ **西红柿+鸡蛋**
两者营养互补，同食可增强滋阴、养血的功效。

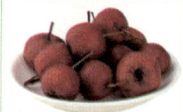
✅ **西红柿+山楂**
山楂开胃消食，两者同食可健脾养胃。

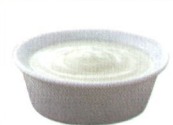
✅ **西红柿+酸奶**
酸奶中含有的脂肪可提高番茄红素的吸收率，提高营养价值。

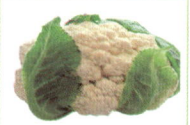
✅ **西红柿+花菜**
同食可预防心血管疾病、抗癌防癌。

相克搭配及后果

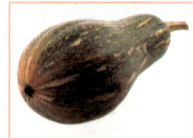
❌ **西红柿+南瓜**
南瓜中的糖分丰富，多食会影响西红柿中营养物质的吸收。

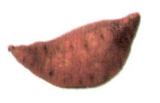
❌ **西红柿+红薯**
两者同食，在体内容易产生不易消化的物质，引起腹胀不适。

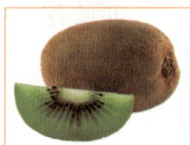
❌ **西红柿+猕猴桃**
两者同食，会破坏维生素C，降低营养。

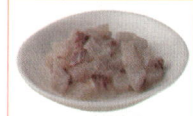
❌ **西红柿+鱼肉**
西红柿中的维生素C会抑制鱼肉中营养成分的吸收。

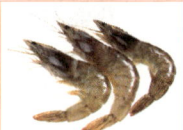
❌ **西红柿+虾**
虾与大量西红柿同食，可产生有剧毒的三价砷。

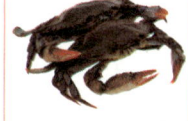
❌ **西红柿+螃蟹**
两者同食，在体内会相互作用产生有毒的物质，易导致过敏。

西蓝花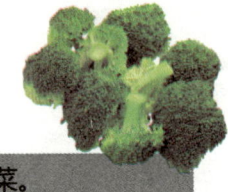

别名：花椰菜、青花菜。

性味	性凉，味甘。
归经	归脾、肾、胃经。

营养成分：

蛋白质、碳水化合物、脂肪、钙、磷、铁、胡萝卜素、维生素C等。

营养功效：

西蓝花可以给人体补充一定量的硒和维生素C，同时也能提供丰富的胡萝卜素，可以起到防癌抗癌的作用。

✔ 适宜人群

消化不良、食欲不振、大便干结、癌症、肥胖、体内缺乏维生素K者。

✘ 不宜人群

尿路结石者。

✔ 相宜搭配及功效

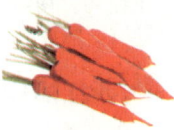

西蓝花+胡萝卜
西蓝花增强免疫，胡萝卜利膈宽肠，同食可预防消化道疾病。

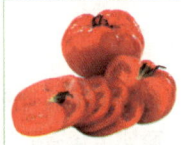

西蓝花+西红柿
西蓝花和西红柿中都含有抗癌活性酶，同食可防癌抗癌。

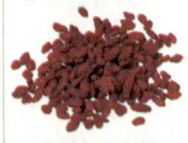

西蓝花+枸杞子
枸杞清肝明目，两者同食可促进肝脏的解毒功能。

✘ 相克搭配及后果

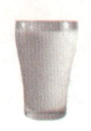

西蓝花+牛奶
西蓝花中含有草酸，会影响牛奶中钙质的吸收。

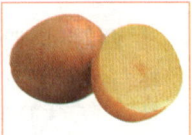

西蓝花+土豆
两者同食会降低彼此的营养价值。

白萝卜

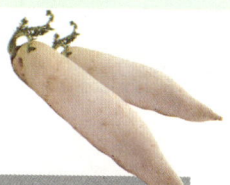

别名：莱菔、萝白。

| 性味 | 性凉，味辛、甘。 |
| 归经 | 归肺、胃经。 |

营养成分：

蛋白质、碳水化合物、B族维生素、维生素C、粗纤维、芥子油、淀粉酶。

营养功效：

白萝卜中含芥子油、淀粉酶和粗纤维，可促进消化，增强食欲；白萝卜还能防止皮肤的老化，保持皮肤的白嫩。

✔ 适宜人群

头屑多、咳嗽、鼻出血者。

✘ 不宜人群

脾胃虚寒者，胃及十二指肠溃疡者，慢性胃炎者，先兆流产、子宫脱垂者。

✓ 相宜搭配及功效

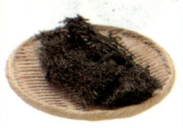

白萝卜+紫菜
两者同食可促进碘的吸收，预防甲状腺肿大。

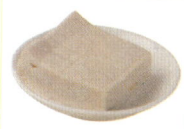

白萝卜+豆腐
两者同食有利于全面消化吸收豆腐中的营养物质。

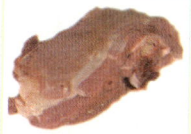

白萝卜+羊肉
白萝卜性寒，羊肉性热，同食可平衡寒热、滋补身体。

✗ 相克搭配及后果

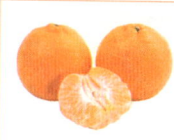

白萝卜+橘子
两者同食会抑制甲状腺功能，易诱发甲状腺肿大。

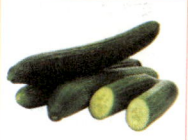

白萝卜+黄瓜
黄瓜中含有维生素C分解酶，同食会降低营养价值。

洋葱

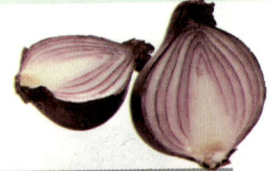

别名：玉葱、葱头、洋葱头、圆葱。

性味 性温，味甘、微辛。

归经 归肝、胃、肺经。

营养成分：
蛋白质、粗纤维、胡萝卜素、维生素B_1、维生素B_2、多种氨基酸、硒、槲皮素等。

营养功效：
洋葱富含硒元素和槲皮素，具有防癌抗癌的功效；洋葱还可以刺激消化腺的分泌，增进食欲，促进消化。

✔ 适宜人群
高血压、高血脂、动脉硬化、糖尿病、癌症、急慢性肠炎、痢疾等病症患者。

✘ 不宜人群
皮肤瘙痒性疾病、眼疾以及胃病患者。

✔ 相宜搭配及功效

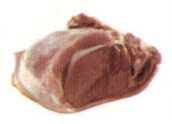

洋葱+猪肉
两者同食可平衡酸碱，促进猪肉中蛋白质的吸收。

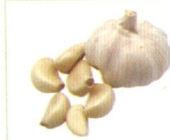

洋葱+大蒜
两者同食能促进营养物质的吸收，防癌抗癌。

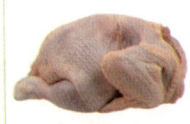

洋葱+鸡肉
两者营养互补，同食可为人体提供丰富的营养物质，强身健体。

✘ 相克搭配及后果

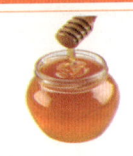

洋葱+蜂蜜
两者同食会产生毒素影响视力，引起眼睛不适。

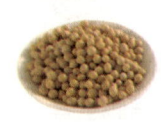

洋葱+黄豆
洋葱含有大量草酸，两者同食会影响黄豆中钙质的吸收。

土豆

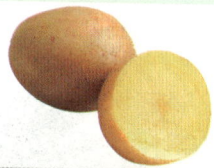

别名：山药蛋、洋芋、马铃薯。

性味 性平，味甘。

归经 归胃、大肠经。

营养成分：

碳水化合物、蛋白质、脂肪、维生素B_1、维生素B_2、膳食纤维和钙、磷、铁等。

营养功效：

土豆中含有丰富的B族维生素和优质纤维素，有延缓衰老的功效；土豆还含有丰富的膳食纤维，具有排毒瘦身的功效。

✔ 适宜人群

妇女带下、皮肤瘙痒、急性肠炎、习惯性便秘、皮肤湿疹者。

✘ 不宜人群

糖尿病患者，腹胀者。

✓ 相宜搭配及功效

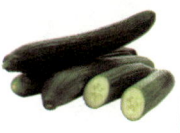

土豆+黄瓜
两者同食，营养互补，有利身体健康。

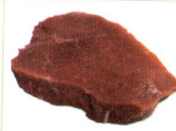

土豆+牛肉
牛肉可健脾和胃，两者同食可平衡酸碱，利于营养物质的吸收。

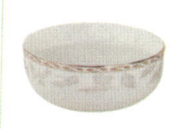

土豆+醋
醋的酸性作用可分解土豆中的龙葵素，起到解毒的作用。

✘ 相克搭配及后果

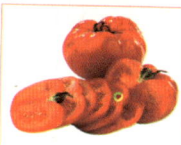

土豆+西红柿
两者同食，会在体内产生不溶于水的沉淀，不利于吸收。

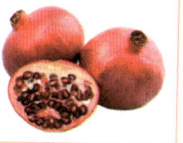

土豆+石榴
两者同食会引起中毒，可用韭菜泡水喝来解毒。

黄瓜

别名：胡瓜、青瓜。

性味 性凉，味甘。
归经 归肺、大肠经。

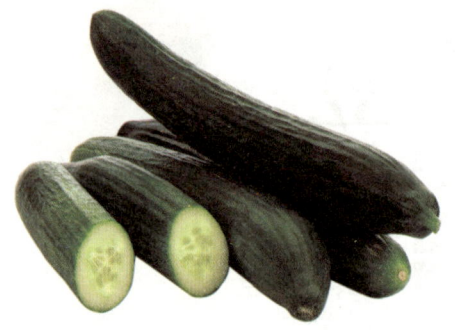

营养成分：
蛋白质、矿物质、维生素、乙醇、丙醇及多种游离氨基酸。

营养功效：

①**降低血糖**：黄瓜中所含的葡萄糖苷、果糖等不参与通常的糖代谢，故糖尿病患者以黄瓜代淀粉类食物充饥，血糖非但不会升高，甚至会降低。

②**排毒瘦身**：黄瓜中的丙醇二酸可抑制糖类物质转变为脂肪，可排毒瘦身。

③**美容护肤**：黄瓜中含有丰富的维生素E、黄瓜酶，可以美容护肤、抗衰老。

✓ 适宜人群
热病、肥胖、高血压、高血脂、水肿、癌症、糖尿病患者及嗜酒者。

✗ 不宜人群
脾胃虚弱、腹痛腹泻、肺寒咳嗽患者。

烹饪提示
黄瓜尾部含有较多的苦味素，苦味素有抗癌的作用，食用时不宜把黄瓜尾部全部丢掉。

选购秘诀
最好选择表皮有刺，且刺小而密的黄瓜，如果无刺说明黄瓜老了，不新鲜。

相宜搭配及功效

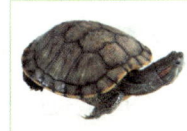
✅ **黄瓜+龟肉**
两者功能相辅,同食可促进排毒、降低胆固醇、健脾利气。

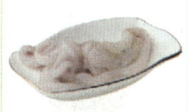
✅ **黄瓜+鱿鱼**
两者功能互补,可补充营养,增强人体免疫力。

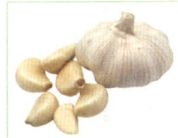
✅ **黄瓜+大蒜**
两者同食有助于消除脂肪,有排毒瘦身的功效。

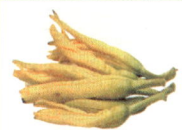
✅ **黄瓜+黄花菜**
黄花菜有养心安神的功效,两者同食可改善不良情绪。

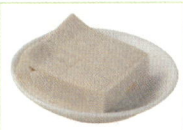
✅ **黄瓜+豆腐**
豆腐可降低血脂,黄瓜促进代谢,同食可保护血管。

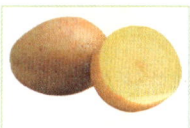
✅ **黄瓜+土豆**
土豆含有丰富的膳食纤维,两者同食可排毒瘦身。

相克搭配及后果

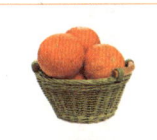
❌ **黄瓜+柑橘**
黄瓜含有维生素C分解酶,同食会降低柑橘的营养价值。

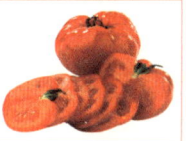
❌ **黄瓜+西红柿**
两者同食会破坏西红柿中的维生素C。

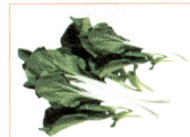
❌ **黄瓜+小白菜**
同食会破坏小白菜中的维生素C,降低营养价值。

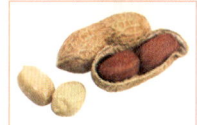
❌ **黄瓜+花生**
两者同食不易消化,会导致腹泻。

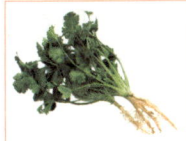
❌ **黄瓜+香菜**
黄瓜中的维生素C分解酶会降低香菜的营养价值。

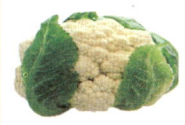
❌ **黄瓜+花菜**
两者同食会破坏花菜中的维生素C,降低花菜的营养价值。

南瓜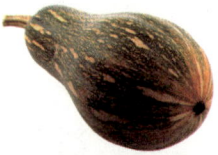

别名：麦瓜、番瓜、倭瓜、金冬瓜。

性味 性温，味甘。

归经 归脾、胃经。

营养成分：
蛋白质、碳水化合物、维生素A、维生素B_1、维生素B_2、维生素C和膳食纤维。

营养功效：
南瓜富含维生素A，具有美容养颜的功效；南瓜中含多糖，多糖是一种非特异性免疫增强剂，能提高人体免疫力。

✔ 适宜人群
糖尿病、动脉硬化、胃溃疡、肋间神经痛患者及脾胃虚弱者。

✘ 不宜人群
脚气、黄疸患者。

✅ 相宜搭配及功效

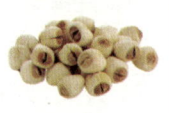

南瓜+莲子
两者同食可降低血管中的有害物质，降低血压，保护血管。

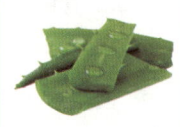

南瓜+芦荟
芦荟美白嫩肤，两者同食可美容养颜。

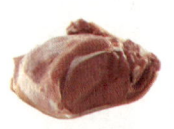

南瓜+猪肉
两者功能相辅，同食可补肾养血，预防糖尿病。

❌ 相克搭配及后果

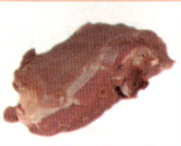

南瓜+羊肉
南瓜多糖，两者多食易引起肠胃气壅。

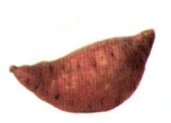

南瓜+红薯
两者同食，容易引起消化不良、腹胀不适。

冬瓜

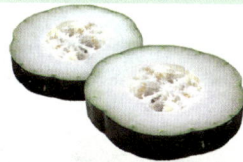

别 名：白瓜、白冬瓜、枕瓜。

性味 性凉，味甘。

归经 归肺、大肠、小肠、膀胱经。

营养成分：
含有矿物质、维生素，且冬瓜子中含有脂肪、瓜氨酸、不饱和脂肪酸等。

营养功效：
冬瓜中含有油酸，能抑制体内黑色素沉积，可润肤美容；冬瓜还能降低体内胆固醇含量，防止动脉粥样硬化。

✔ 适宜人群
心烦气躁、热病口干烦渴、小便不利者。

✘ 不宜人群
脾胃虚弱、肾脏虚寒、久病滑泄、阳虚肢冷患者。

✔ 相宜搭配及功效

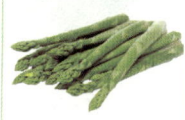

冬瓜+芦笋
两者同食可清热利尿、减肥瘦身。

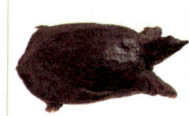

冬瓜+甲鱼
两者同食可加速脂肪的分解，有利于减肥瘦身。

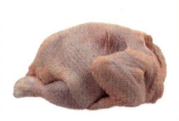

冬瓜+鸡肉
两者营养互补，同食有清热利尿、美容养颜的功效。

✘ 相克搭配及后果

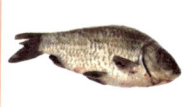

冬瓜+鲫鱼
两者同食可增加尿量，导致身体脱水。

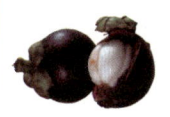

冬瓜+山竹
两者皆性寒凉，同食易损伤阳气。

苦瓜

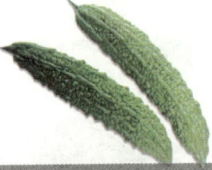

别名：凉瓜、癞瓜。

性味 性寒，味苦。

归经 归脾、胃、心、肝经。

营养成分：

含胰岛素、蛋白质、脂肪、淀粉、维生素C、粗纤维、胡萝卜素和钙、磷、铁等多种矿物质。

营养功效：

苦瓜中所含的苦瓜素可以消除人体多余的脂肪，有排毒瘦身的功效；苦瓜还能提高人体免疫力、护肤美容。

✔ 适宜人群

糖尿病、癌症患者。

✘ 不宜人群

脾胃虚寒者及孕妇。

✔ 相宜搭配及功效

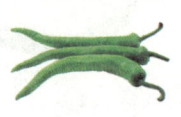

苦瓜+辣椒

两者同食可中和性味，能排毒瘦身、抗衰老。

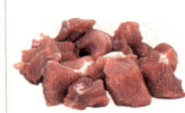

苦瓜+瘦肉

两者同食可提高人体对铁元素的吸收，有补血养身的功效。

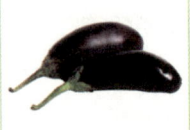

苦瓜+茄子

两者功能相辅，同食可去痛活血，保护心血管。

✘ 相克搭配及后果

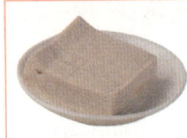

苦瓜+豆腐

苦瓜中含有草酸，易与豆腐中的钙质形成草酸钙，导致结石。

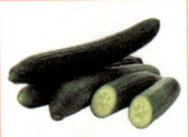

苦瓜+黄瓜

黄瓜中含有维生素C分解酶，同食可降低苦瓜的营养价值。

茄子

别名： 茄瓜、紫茄、昆仑瓜。

性味 性凉，味甘。

归经 归脾、胃、大肠经。

营养成分：
含蛋白质、维生素A、B族维生素、维生素C、维生素E、维生素P、碳水化合物以及矿物质等。

营养功效：
茄子中含有大量的维生素E，有防止出血和抗衰老的功效；茄子还有提高人体免疫力、防治胃癌的功效。

✔ 适宜人群
发热、咯血、便秘、高血压、动脉硬化、维生素C缺乏症、眼底出血患者。

✘ 不宜人群
虚寒腹泻、皮肤疮疡患者以及孕妇。

✔ 相宜搭配及功效

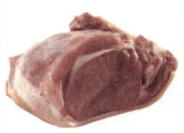

茄子+猪肉
茄子可降低猪肉中脂肪、胆固醇的吸收，维持正常血压。

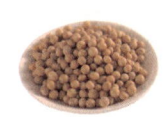

茄子+黄豆
两者同食可增强养血功能，有通气、消肿等功效。

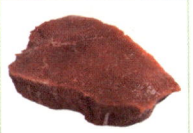

茄子+牛肉
两者同食，可促进营养物质的吸收，强身健体。

✘ 相克搭配及后果

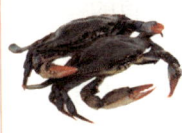

茄子+螃蟹
两者皆性寒，同食会引起肠胃虚寒。

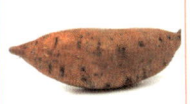

茄子+红薯
茄子性寒凉，红薯易引起腹胀不消化，两者同食伤脾胃。

肉禽蛋类

猪肉

别 名：豕肉、豚肉、彘肉。

性 味 性温，味甘、咸。

归 经 归脾、胃、肾经。

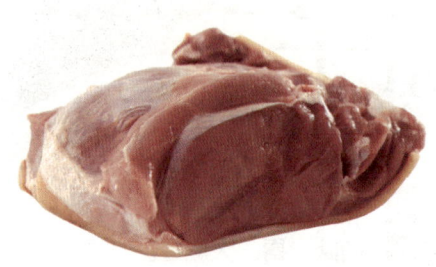

营养成分：

含蛋白质、脂肪、碳水化合物、磷、钙、铁、锌、维生素B_1、维生素B_2、烟酸等。

营养功效：

①**增强免疫力**：猪肉中含有的锌能提高人体免疫力。

②**改善贫血**：猪肉富含维生素B_1，可提供血红蛋白和促进铁吸收的半胱氨酸，能改善缺铁性贫血。

③**保肝护肾**：猪肉中含有的蛋白质对肝脏组织有很好的保护作用。

✔ **适宜人群**

身体虚弱者，老人，儿童，孕产妇。

✘ **不宜人群**

体胖、舌苔厚腻者，冠心病、高血压、高脂血症等患者以及风邪偏盛者。

烹饪提示

炖猪肉时，应把肉洗净后放入冷水中，用小火慢炖至熟，可使汤味更鲜美。

选购秘诀

新鲜猪肉肌肉有光泽、红色均匀，表面微干或湿润，不粘手，气味正常。

第二章 日常食材饮食宜忌

相宜搭配及功效

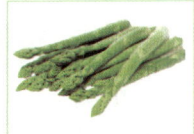
猪肉+芦笋
两者同食,可促进人体对维生素B_{12}的吸收。

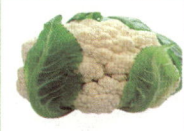
猪肉+花菜
两者同食可促进猪肉中蛋白质的吸收。

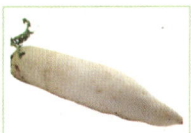
猪肉+白萝卜
白萝卜可消除猪肉的油腻感,有助于消化。

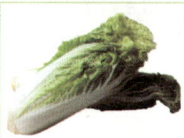
猪肉+白菜
白菜含有的维生素C可促进猪肉中铁的吸收,同食可补血养血。

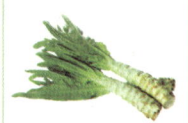
猪肉+莴笋
两者同食可增加人体消化液的分泌,有通便排毒的功效。

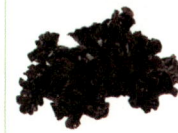
猪肉+黑木耳
黑木耳能降低猪肉中胆固醇的吸收。

相克搭配及后果

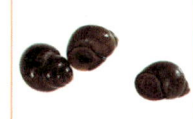
猪肉+田螺
两者皆性寒,同食容易伤肠胃。

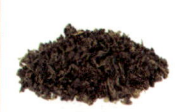
猪肉+茶
两者同食会形成收敛性的鞣酸蛋白,容易引起便秘。

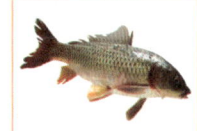
猪肉+鲤鱼
两者同食会相互降低营养价值。

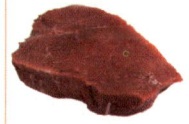
猪肉+牛肉
两者一温一凉,一补中一冷腻,性味相互抵触。

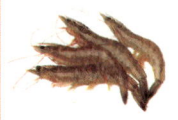
猪肉+虾
虾肉性温,猪肉助湿生火,两者同食会耗人阴精。

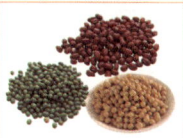
猪肉+豆类
豆类中含有的植酸会降低猪肉中蛋白质的利用率。

牛肉

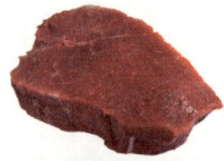

别 名：黄牛肉。

性 味 性平，味甘。

归 经 归脾、胃经。

营养成分：
含蛋白质、脂肪、维生素B_1、维生素B_2、钙、磷、铁、肌醇、黄嘌呤、牛磺酸等。

营养功效：
牛肉能提高人体免疫力；牛肉还有助于改善记忆力衰退，从而增强记忆力。

✔ 适宜人群
高血压、冠心病、血管硬化和糖尿病患者，老年人、儿童以及身体虚弱者。

✘ 不宜人群
内热者，皮肤病、肝病、肾病患者。

✓ 相宜搭配及功效

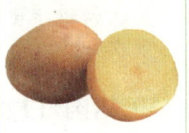

牛肉+土豆
两者同食营养互补，还可保护胃黏膜。

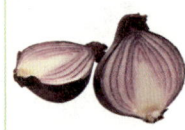

牛肉+洋葱
洋葱能促进牛肉中矿物质的吸收，可增强人体免疫力。

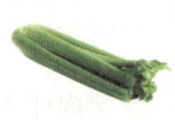

牛肉+芹菜
芹菜中的纤维素能加快牛肉中脂肪的分解，同食可减肥瘦身。

✗ 相克搭配及后果

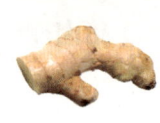

牛肉+生姜
两者皆性热，同食可导致体内热生火盛。

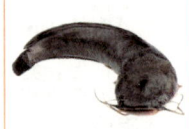

牛肉+鲇鱼
两者中的营养物质相互反应，可降低营养价值。

羊肉

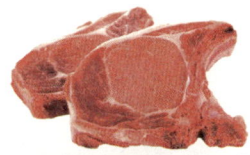

别名：山羊肉、绵羊肉。

性味 性热，味甘。
归经 归脾、胃、肾、心经。

营养成分：
蛋白质、纤维素等。

营养功效：
羊肉中含有丰富的蛋白质，能提高人体免疫力，增加抗病毒能力；羊肉中含有丰富的铁，能有效预防和治疗贫血。

✔ 适宜人群
体虚胃寒、反胃者，中老年体质虚弱者。

✘ 不宜人群
感冒发热、高血压、肝病、急性肠炎和其他感染病患者。

✓ 相宜搭配及功效

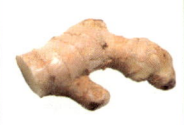

✓ 羊肉+生姜
姜能去除羊肉的腥膻味，同时可增强羊肉温阳祛寒的功效。

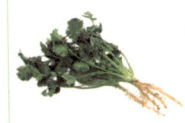

✓ 羊肉+香菜
两者功效相辅，同食可御寒、壮阳。

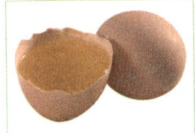

✓ 羊肉+鸡蛋
两者同食营养互补，还可延缓衰老。

✗ 相克搭配及后果

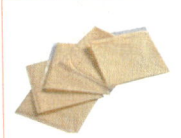

✗ 羊肉+乳酪
奶酪中的某些酶可与羊肉产生不良反应。

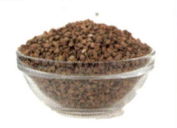

✗ 羊肉+荞麦
两者功能相反，同食会降低食物的营养价值。

鸡肉

别名：家鸡肉、母鸡肉。

性味 性平、温，味甘。
归经 归脾、胃经。

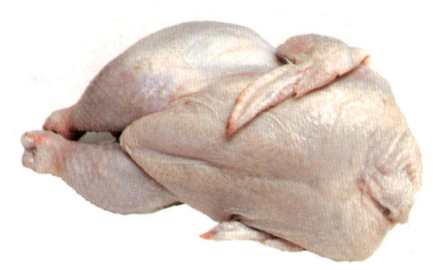

营养成分：
蛋白质、脂肪、碳水化合物、维生素B_1、烟酸、钙、磷、铁、钾、钠、氯、硫等。

营养功效：
①**提高免疫力、防癌抗癌**：鸡肉所含营养物质非常丰富，经常食用不仅能提高人体抗疲劳能力，增强机体的免疫功能，还能起到防癌抗癌的作用。
②**补血养颜**：鸡肉中含有钙、磷、铁以及丰富的维生素等，有助于补血养颜。

✔ 适宜人群
气血两虚、体质虚弱者或乳汁缺乏产妇。

✘ 不宜人群
内火偏旺、痰湿偏重、感冒发热、胆囊炎、肥胖症、高血压、高脂血症患者。

烹饪提示
鸡屁股是淋巴结集中的地方，含有多种病毒及致癌物质，所以不可食用。

选购秘诀
新鲜的鸡肉肉质紧密，颜色呈干净的粉红色且有光泽，并有张力。

相宜搭配及功效

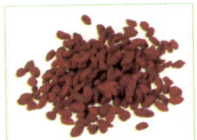
✅ **鸡肉+枸杞子**
两者功效相辅,同食可补五脏、益气血。

✅ **鸡肉+黑木耳**
黑木耳中富含矿物质铁,两者同食可补血养颜。

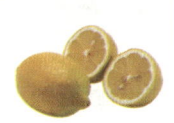
✅ **鸡肉+柠檬**
柠檬富含的维生素C,能促进鸡肉中矿物质的吸收。

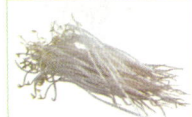
✅ **鸡肉+绿豆芽**
两者同食可预防心血管疾病的发生。

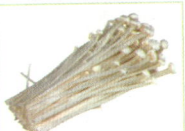
✅ **鸡肉+金针菇**
两者功效相仿,同食可促进蛋白质的吸收和利用。

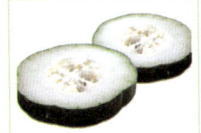
✅ **鸡肉+冬瓜**
冬瓜利湿排毒,两者同食可排毒养颜。

相克搭配及后果

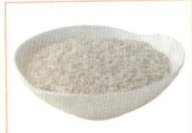
❌ **鸡肉+糯米**
两者同食,容易导致肠胃不适。

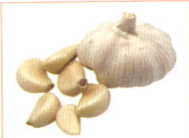
❌ **鸡肉+大蒜**
两者功用相克,同食易引起消化不良。

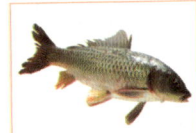
❌ **鸡肉+鲤鱼**
鲤鱼下气利水,鸡肉补中助阳,两者同食功能相克。

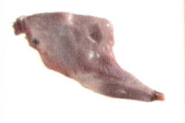
❌ **鸡肉+兔肉**
两者同食冷热杂进,易损伤脾胃。

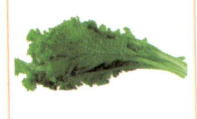
❌ **鸡肉+芥菜**
芥蓝中的草酸会影响鸡肉中矿物质的吸收,降低鸡肉的营养价值。

❌ **鸡肉+李子**
两者功能相克,同食会引起腹泻。

鸭肉

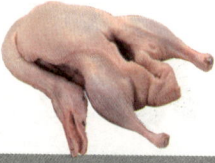

别名：鹜肉、扁嘴娘肉、白鸭肉。

性味 性寒，味甘、咸。

归经 归脾、胃、肺、肾经。

营养成分：
蛋白质、B族维生素、维生素E、钾、铁、铜、锌等。

营养功效：
鸭肉中富含钾元素，能够有效提高人体的免疫力；鸭肉的脂肪中含有不饱和脂肪酸，能降低血液中胆固醇和甘油三酯（三酰甘油）含量。

✔ 适宜人群
上火水肿、大便秘结、癌症、糖尿病、肝硬化腹水、慢性肾炎水肿患者。

✘ 不宜人群
阳虚脾弱、外感未清、腹泻肠风患者。

✓ 相宜搭配及功效

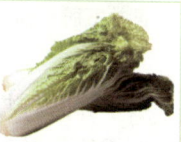

鸭肉+白菜
白菜能促进胆固醇代谢，两者同食能保护心血管。

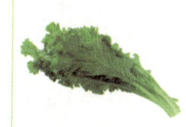

鸭肉+芥菜
两者功效相辅，同食有滋阴润肺的作用。

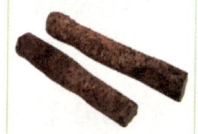

鸭肉+山药
山药可消除鸭肉的油腻感，两者同食还有滋阴润肺的作用。

✘ 相克搭配及后果

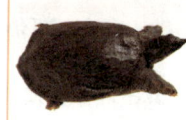

鸭肉+甲鱼
两者同食会产生不良反应，容易导致水肿、泄泻。

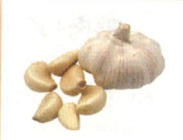

鸭肉+大蒜
两者功能相克，同食容易导致滞气。

鸡蛋

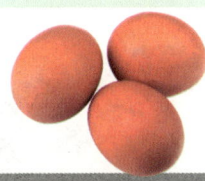

别　名：鸡卵、鸡子。

性味 性平，味甘。

归经 归脾、胃经。

营养成分：
蛋白质、脂肪、磷脂等。

营养功效：
鸡蛋中的蛋白质对肝脏组织损伤有修复作用，而蛋黄中的卵磷脂可促进肝细胞的再生，增强机体的代谢和免疫功能。

✔ 适宜人群
体质虚弱、营养不良、贫血以及高血压、高脂血症等病症者。

✘ 不宜人群
肝炎、高热、腹泻、胆石症、皮肤生疮化脓、肾病患者。

✔ 相宜搭配及功效

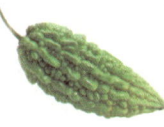

✔ 鸡蛋+苦瓜
两者同食有利于骨骼、牙齿、毛发及血管的健康。

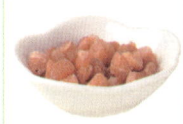

✔ 鸡蛋+干贝
两者营养互补，同食可强身健体、增强免疫力。

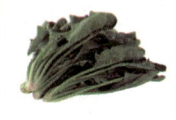

✔ 鸡蛋+菠菜
两者同食可提高维生素B_{12}的吸收。

✘ 相克搭配及后果

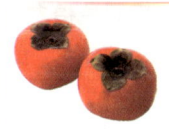

✘ 鸡蛋+柿子
柿子中含有鞣酸，与鸡蛋同食宜引起腹泻、结石。

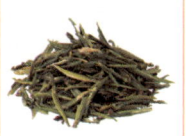

✘ 鸡蛋+茶叶
茶叶会影响人体对鸡蛋中蛋白质的吸收和利用。

鲫鱼

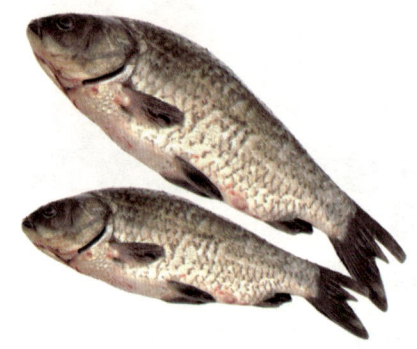

水产类

别　名：鲋鱼。

性味 性平，味甘。

归经 归脾、胃、大肠经。

营养成分：
蛋白质、脂肪、钙、铁、锌、磷以及多种维生素。

营养功效：
① **提高免疫力**：鲫鱼含有大量的钙、磷、铁等矿物质，常食可提高免疫力。
② **补血养颜**：鲫鱼含有丰富的铁，能参与血红蛋白以及各种酶的合成，起到补血养颜的作用。
③ **开胃消食**：鲫鱼的锌含量很高，可以增进食欲、健胃消食，正在长身体的儿童适宜常食。

✔ 适宜人群
肝硬化腹水者，孕妇产后乳汁缺少以及脾胃虚弱者，小儿麻疹初期者，慢性久痢者。

✘ 不宜人群
感冒者，高脂血症患者。

烹饪提示
将鲫鱼去鳞，剖腹洗净，放入盆中，倒些黄酒或牛奶，就能去除腥味。

选购秘诀
选购鲫鱼时，要买身体扁平，颜色偏白的，这样的鲫鱼肉质会很嫩。

相宜搭配及功效

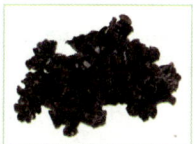
✅ **鲫鱼+黑木耳**
两者同食可补充核酸，润肤抗衰。

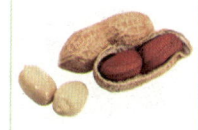
✅ **鲫鱼+花生**
两者营养互补，同食可健脑益智，利于营养吸收。

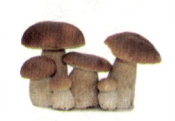
✅ **鲫鱼+蘑菇**
鲫鱼健脾利湿，蘑菇润肠通便，两者同食可瘦身排毒。

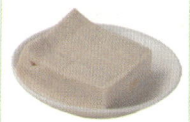
✅ **鲫鱼+豆腐**
豆腐可宽中益气，两者同食有催乳、美容养颜的功效。

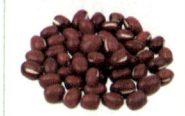
✅ **鲫鱼+红豆**
两者功效相仿，同食可利水消肿。

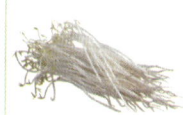
✅ **鲫鱼+绿豆芽**
两者营养互补，同食可降血脂、利湿。

相克搭配及后果

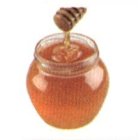
❌ **鲫鱼+蜂蜜**
两者皆含有活性物质，同食易产生对身体有害的物质。

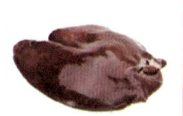
❌ **鲫鱼+猪肝**
鲫鱼中的活性物质会降低猪肝的营养价值。

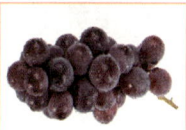
❌ **鲫鱼+葡萄**
葡萄含有的鞣酸可降低鲫鱼中蛋白质的吸收和利用。

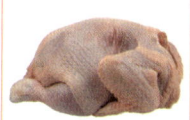
❌ **鲫鱼+鸡肉**
两者性味功能不合，同食不利营养吸收。

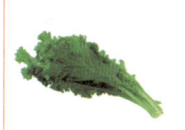
❌ **鲫鱼+芥菜**
两者同食易产生刺激物质，会损害肾脏，引发水肿。

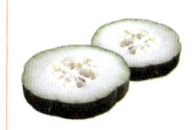
❌ **鲫鱼+冬瓜**
两者皆利水，同食功效加倍，容易导致身体脱水。

甲鱼

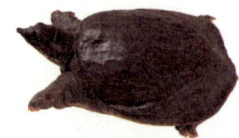

别名：鳖、水鱼、脚鱼、王八。

性味 性平，味甘。

归经 归肝经。

营养成分：
蛋白质、维生素A、维生素B_1、维生素B_2、烟酸、脂肪。

营养功效：
甲鱼肉及其提取物能有效地预防和抑制肝癌、胃癌；甲鱼亦有较好的净血作用，常食可降低血中胆固醇的含量。

✔ 适宜人群
腹泻、疟疾、肺结核有低热、骨结核、贫血、子宫脱垂、崩漏带下者。

✘ 不宜人群
产后泄泻、肠胃炎、胃溃疡、胆囊炎者。

✅ 相宜搭配及功效

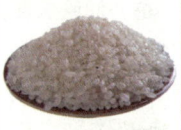

✅ 甲鱼+大米
两者同食可促进营养物质的吸收，并缓解阴虚痨热。

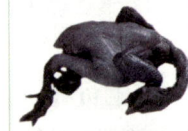

✅ 甲鱼+乌鸡
两者功效互补，同食可滋阴补虚，治疗更年期综合征。

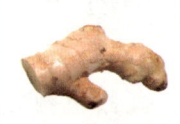

✅ 甲鱼+生姜
两者性味相平衡，同食可滋阴补肾、填精补髓。

❌ 相克搭配及后果

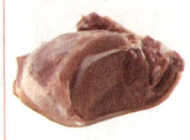

❌ 甲鱼+猪肉
两者同食会助人体寒性，容易引起腹痛。

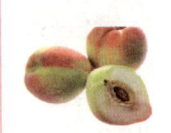

❌ 甲鱼+桃子
桃子中的果酸会与甲鱼中的蛋白质结合，易导致消化不良。

鳝鱼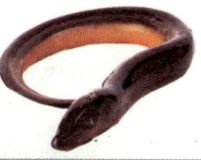

别名：黄鳝、长鱼。

性味 性温，味甘。
归经 归肝、脾、肾经。

营养成分：
蛋白质、钙、磷、铁、烟酸、维生素B_1、维生素B_2、脂肪。

营养功效：
鳝鱼中的卵磷脂能够改善记忆力，有益改善专注力退化；鳝鱼中所含的钾有提高免疫力的功效。

✔ 适宜人群
风湿痹痛、高脂血症、冠心病、糖尿病患者。

✘ 不宜人群
瘙痒性皮肤病、支气管哮喘、淋巴结核、癌症、系统性红斑狼疮患者。

✓ 相宜搭配及功效

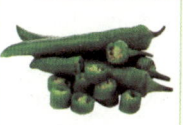
鳝鱼+青椒
两者功效相辅，同食可降低血糖。

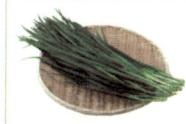
鳝鱼+韭菜
两者功效相似，同食可使补肾强精的作用倍增。

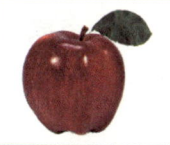
鳝鱼+苹果
两者同食利于酸碱平衡，有助于营养物质的吸收和利用。

✗ 相克搭配及后果

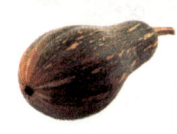
鳝鱼+南瓜
两者同食易引起腹胀滞气，不利于营养物质的吸收。

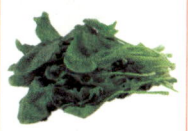
鳝鱼+菠菜
两者性味相克，冷热交加，同食易导致腹泻、腹痛。

虾

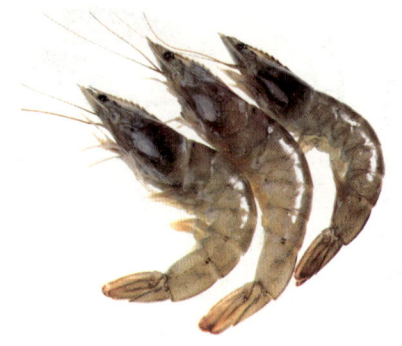

别名：虾米、河虾、草虾、虎头公。

| 性味 | 性温，味甘、咸。 |
| 归经 | 归脾、肾经。 |

营养成分：
蛋白质、脂肪、碳水化合物、谷氨酸、维生素B_1、维生素B_2、烟酸、钙、磷、铁、硒。

营养功效：
①**改善记忆力**：虾中含有较多的B族维生素和锌，对改善记忆力有帮助。

②**提高免疫力**：虾中含有较多的锌、镁，可以提高人体的免疫力。

③**补血养颜**：虾中含有的铁可协助氧的运输，预防缺铁性贫血。

✔ 适宜人群
肾虚阳痿者，腰脚无力者，小儿麻疹患者，水痘患者，孕妇。

✘ 不宜人群
高脂血症患者，动脉硬化患者。

烹饪提示
煮虾的时候滴入少许醋，可让煮熟的虾壳鲜红亮丽。

选购秘诀
新鲜的虾体形完整，呈青绿色，外壳硬实、发亮，肉质细嫩，有弹性，有光泽。

第二章 日常食材饮食宜忌

✓ 相宜搭配及功效

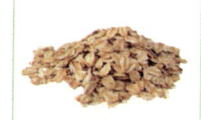
虾+燕麦
两者营养互补,同食利于牛磺酸的合成。

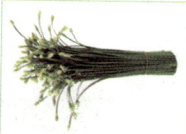
虾+韭菜花
两者功效相辅,同食可治夜盲、干眼症。

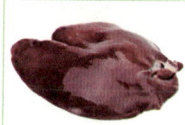
虾+猪肝
猪肝富含维生素D,同食有利于虾中钙质的吸收。

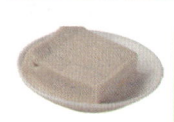
虾+豆腐
两者功效相仿,同食有助于钙质和蛋白质的吸收。

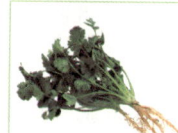
虾+香菜
香菜能去除虾的腥味,同食可补脾益气、强身健体。

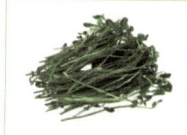
虾+豌豆苗
豌豆苗能促进虾中营养物质的吸收,同食可增强体质、增进食欲。

✗ 相克搭配及后果

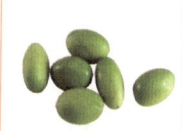
虾+橄榄
两者同食易产生刺激物,容易导致腹泻。

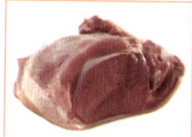
虾+猪肉
猪肉助湿热而动火,两者同食耗人阴精。

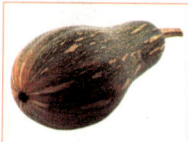
虾+南瓜
南瓜中的维生素会使虾生成有毒的砷化物,易引起中毒。

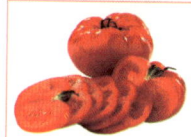
虾+西红柿
两者同食会生成有毒物质,导致免疫力下降、腹痛、腹泻。

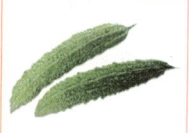
虾+苦瓜
两者功能相克,虾补元气,苦瓜伤元气。

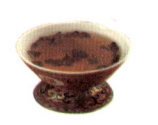
虾+茶
茶水中的茶碱会影响人体对虾中蛋白质的吸收。

蛤蜊

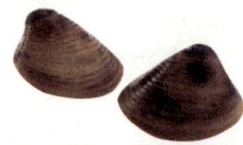

别 名：海蛤、文蛤、沙蛤。

性味	性寒，味咸。
归经	归胃经。

营养成分：

蛋白质、脂肪、碳水化合物、铁、钙、磷、碘、维生素、氨基酸、牛磺酸等。

营养功效：

蛤蜊中含有的牛磺酸能维持神经细胞膜电位平衡，能抗痉挛、抑制焦虑；蛤蜊肉还具有降低血清胆固醇的作用。

✔ 适宜人群

阴虚盗汗、肺结核咳嗽、高脂血症、冠心病、动脉硬化、淋巴结肿大患者。

✘ 不宜人群

感冒，阳虚，腹泻，寒性胃痛、腹痛患者。

✓ 相宜搭配及功效

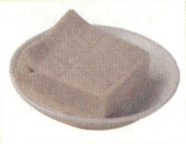

蛤蜊+豆腐

两者营养互补，同食可补气养血。

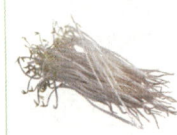

蛤蜊+绿豆芽

绿豆芽清热祛暑，蛤蜊滋阴养液，同食可生津止渴。

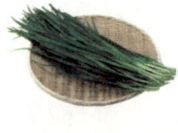

蛤蜊+韭菜

两者功效相辅，同食可补肾、降血糖。

✘ 相克搭配及后果

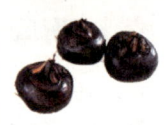

蛤蜊+马蹄

马蹄中的膳食纤维会降低人体对蛤蜊中矿物质锌的吸收。

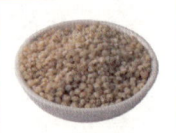

蛤蜊+高粱

蛤蜊会破坏高粱中维生素B_1，降低食物的营养价值。

螃蟹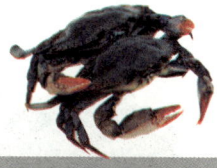

别 名：蟳毛蟹、梭子蟹、青蟹。

性 味 性寒，味咸。
归 经 归肝、胃经。

营养成分：
维生素A、维生素C、维生素B_1、维生素B_2、钙、磷、铁、氨基酸等。

营养功效：
蟹中含有丰富的维生素A，对提高人体免疫力有着重要作用；蟹中的维生素B_1可帮助消化，改善食欲不振的症状。

✔ 适宜人群
筋断骨碎、瘀血肿痛者。

✘ 不宜人群
伤风、发热、胃痛、腹泻、慢性胃炎、胃及十二指肠溃疡者。

✔ 相宜搭配及功效

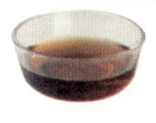
螃蟹+黄酒
黄酒可以抑制螃蟹的寒凉，同食可开胃消食、活血通窍。

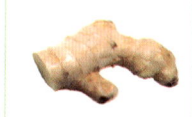
螃蟹+生姜
两者性味互补，同时生姜还能杀灭螃蟹中的细菌。

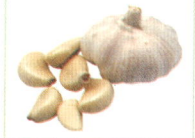
螃蟹+大蒜
两者功效互补，同食可益精气、解毒。

✘ 相克搭配及后果

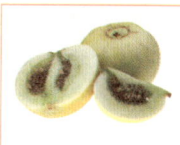
螃蟹+香瓜
两者均性寒，同食可导致腹泻。

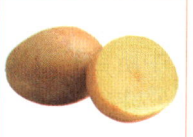
螃蟹+土豆
两者同食会产生难以消化的物质，容易形成结石。

菌菇类

黑木耳

别名：树耳、木蛾、黑菜。

性味 性平，味甘。

归经 归肺、胃、肝经。

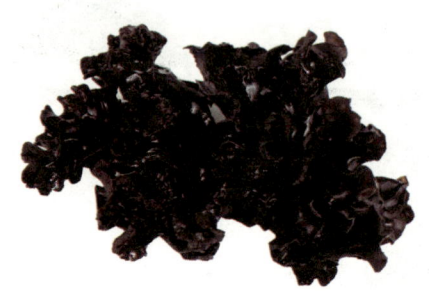

营养成分：
含蛋白质、脂肪、钙、磷、铁、胡萝卜素、纤维素、维生素B_1、磷脂、固醇等。

营养功效：

①**排毒瘦身**：黑木耳中含有丰富的纤维素和一种特殊的植物性胶质，能促进肠道中食物脂肪的排泄，减少食物脂肪的吸收，具有排毒瘦身的功效。

②**补血**：黑木耳中富含有铁、蛋白质和维生素，能有效防治贫血。

③**清理消化道**：黑木耳中所含的胶质有较强的吸附能力，能有效清理消化道。

✔ 适宜人群
脑血栓、冠心病、癌症、硅沉着病、结石、肥胖患者。

✘ 不宜人群
慢性肠炎患者。

烹饪提示
将黑木耳放入温水中，加点盐，浸泡半小时以上，可以让木耳快速变软。

选购秘诀
黑木耳越干越好。朵大适度，朵面乌黑但无光泽，朵背略呈灰白色的为上品。

相宜搭配及功效

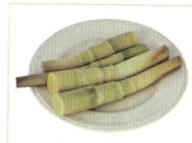
✅ 黑木耳+青笋
两者营养互补，同食可养血驻颜，使肌肤光滑润泽。

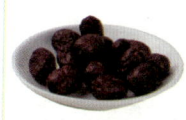
✅ 黑木耳+红枣
两者皆富含铁，同食能补铁补血，提高人体免疫力。

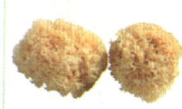
✅ 黑木耳+银耳
两者皆富含多糖，同食可提高免疫力。

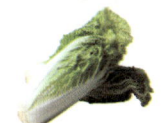
✅ 黑木耳+白菜
两者都含有丰富的膳食纤维，同食有利于身体毒素的排出。

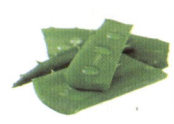
✅ 黑木耳+芦荟
两者功效相仿，同食有降低血糖、排毒的功效。

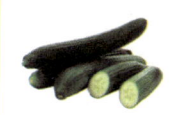
✅ 黑木耳+黄瓜
两者功效相辅，同食有清热利水、减肥降脂的功效。

相克搭配及后果

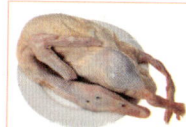
❌ 黑木耳+野鸭
两者皆性寒，同食容易引起消化不良。

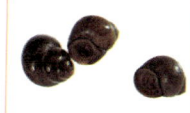
❌ 黑木耳+田螺
田螺性寒，黑木耳滑利，同食不利于消化。

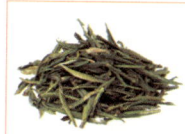
❌ 黑木耳+茶
茶中的单宁酸会影响黑木耳中铁的吸收。

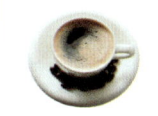
❌ 黑木耳+咖啡
咖啡中含有的咖啡因不利于黑木耳中铁的吸收。

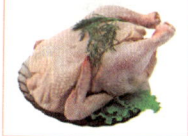
❌ 黑木耳+野鸡
野鸡有微毒，两者同食易诱发痔疮出血。

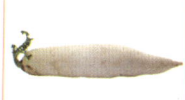
❌ 黑木耳+白萝卜
两者同食会产生刺激性物质，容易引起过敏性皮炎。

银耳

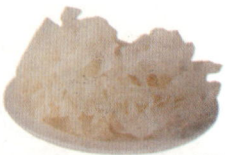

别名： 白木耳、雪耳。

性味 性平，味甘。
归经 归肺、胃、肾经。

营养成分：
蛋白质、碳水化合物、粗纤维、钙、磷、铁、维生素B_1、维生素B_2等。

营养功效：
银耳中富含天然植物性胶质，加上它的滋阴作用，长期服用可以润肤，并有祛除面部黄褐斑、雀斑的功效。

✔ 适宜人群
白细胞减少症、高血压、肝炎、老年慢性支气管炎、肺源性心脏病等患者。

✘ 不宜人群
慢性肠炎患者，风寒者。

✅ 相宜搭配及功效

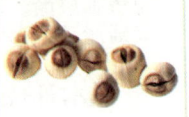
银耳+莲子
两者功效相辅，同食有滋阴润肺、美容养颜的功效。

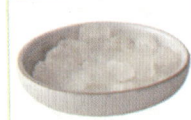
银耳+冰糖
冰糖滋阴润燥，两者同食可滋补、养颜。

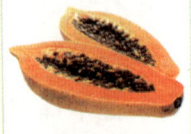
银耳+木瓜
木瓜养颜丰胸，银耳纤体瘦身，同食可美容美体。

❌ 相克搭配及后果

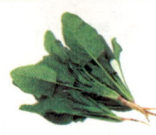
银耳+菠菜
两者同食会破坏维生素C，降低营养价值。

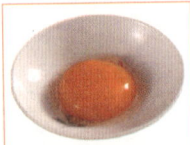
银耳+蛋黄
两者同食会产生不易消化的物质，影响营养物质的吸收。

香菇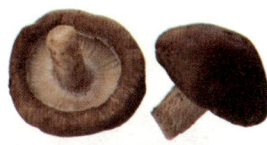

别 名：菊花菇、合蕈。

性味 性平，味甘。

归经 归脾、胃经。

营养成分：
碳水化合物、钙、磷、铁、维生素、香菇多糖、天门冬素等。

营养功效：
香菇中所含的嘌呤、胆碱、酪氨酸、氧化酶以及某些假酸物质，能起到降低血压、血脂的作用。

✔ 适宜人群
肝硬化、高血压、糖尿病、癌症、肾炎、贫血、佝偻病患者，气虚者。

✘ 不宜人群
慢性畏寒型胃炎患者。

✓ 相宜搭配及功效

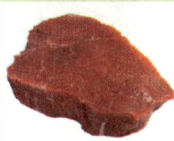

香菇+牛肉
香菇中的麦角固醇能促进牛肉中铁质的吸收，同食补气养血。

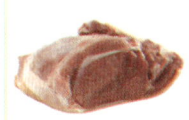

香菇+猪肉
香菇能降低猪肉中胆固醇的吸收，有降压、降脂的功效。

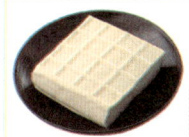

香菇+豆腐
两者同食不仅有助于营养物质的吸收，还能促进消化。

✗ 相克搭配及后果

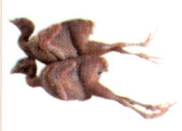

香菇+鹌鹑
同食容易产生毒素，导致面生黑斑。

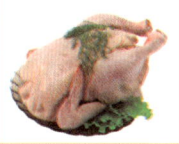

香菇+野鸡
野鸡有微毒，两者同食易诱发痔疮出血。

茶树菇

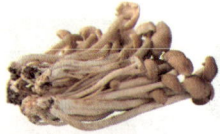

别 名：茶薪菇。

性味 性平，味甘。
归经 归脾经。

营养成分：
含有人体必需的8种氨基酸、B族维生素以及钾、钠、钙、镁、铁、锌等矿物质。

营养功效：
茶树菇具有补肾滋阴、健脾胃、提高人体免疫力的功效，常食可起到抗衰老、美容等作用。

✔ 适宜人群
肾虚、尿频、水肿、风湿患者。

✘ 不宜人群
对茶树菇过敏的人。

✔ 相宜搭配及功效

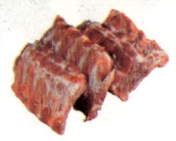

✔ 茶树菇+猪骨
两者荤素搭配，同食可促进营养物质的吸收，和中补气。

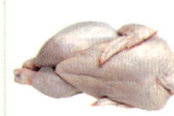

✔ 茶树菇+鸡肉
茶树菇可促进鸡肉中蛋白质的吸收，同食可美容养颜。

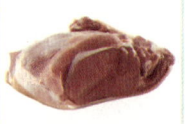

✔ 茶树菇+猪肉
两者营养互补，同食可起到强身健体、延缓衰老的作用。

✘ 相克搭配及后果

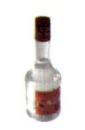

✘ 茶树菇+酒
两者同食易产生毒素，降低茶树菇的营养价值。

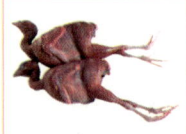

✘ 茶树菇+鹌鹑
两者同食会影响营养物质的吸收。

金针菇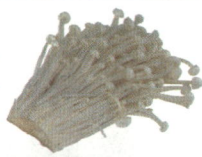

别 名： 冬蘑、金钱菌、智力菇、金菇。

性 味 性凉，味甘。

归 经 归脾、大肠经。

营养成分：
氨基酸、锌、朴菇素、钾、膳食纤维等。

营养功效：
金针菇中所含的膳食纤维能有效降低血中胆固醇含量，抑制血脂升高，起到防治心脑血管疾病的作用。

✔ 适宜人群
气血不足、营养不良的老人，儿童，产妇及癌症、肝病、胃肠道溃疡、心脑血管疾病患者。

✘ 不宜人群
脾胃虚寒者。

✅ 相宜搭配及功效

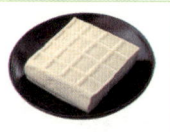
金针菇+豆腐
两者功能相辅，同食可降脂降压，防治心脑血管疾病。

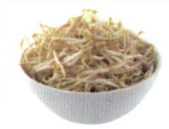
金针菇+豆芽
两者皆富含膳食纤维，同食可润肠通便、纤体瘦身。

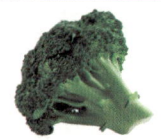
金针菇+西蓝花
西蓝花能促进金针菇中锌的吸收，同食可增强食欲、促进发育。

❌ 相克搭配及后果

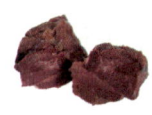
金针菇+驴肉
驴肉中含有较多活性物质，同食易刺激肠胃，甚至引起心痛。

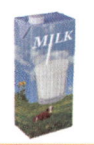
金针菇+牛奶
两者同食会产生不易消化的物质，导致消化不良。

西瓜

水果类

别 名：寒瓜、夏瓜。
性 味：性寒，味甘。
归 经：归心、胃、膀胱经。

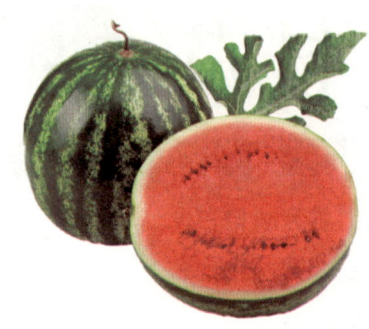

营养成分：
碳水化合物、蛋白质、维生素C、钙、铁等。

营养功效：
①**美容养颜**：用西瓜汁洗面，会使黝黑的皮肤转白；将西瓜皮贴于面部有斑处，可以去斑。
②**利尿降压**：西瓜有利尿降压的功效，对于高血压、肾炎水肿等均有辅助治疗作用。

✓ 适宜人群
慢性肾炎、高血压、黄疸型肝炎、胆囊炎、膀胱炎、发热烦渴及急性病高热不退者。

✗ 不宜人群
慢性肠炎、胃炎、胃及十二指肠溃疡、糖尿病患者，虚冷体质者，经期女性。

烹饪提示
西瓜可以生吃；西瓜皮可以切成丝、片、块，采用烧、煮、炒、焖、拌的方法进行烹饪。

选购秘诀
选购西瓜时，瓜皮表面光滑、花纹清晰、纹路明显、底面发黄、手指弹瓜听到"嘭嘭"声且瓜柄呈绿色的为好瓜。

相宜搭配及功效

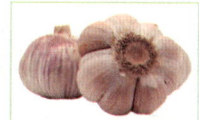
✅ 西瓜+大蒜
大蒜杀菌消炎，西瓜清热止渴，两者同食营养丰富。

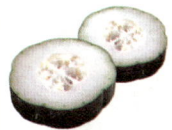
✅ 西瓜+冬瓜
两者功能相仿，同食可消暑解渴。

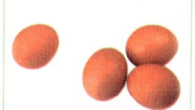
✅ 西瓜+鸡蛋
两者功能相辅，同食有滋阴润燥的功效。

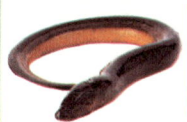
✅ 西瓜+鳝鱼
两者营养互补，同食可补虚损、祛风湿。

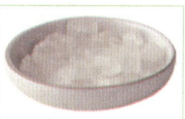
✅ 西瓜+冰糖
冰糖滋阴润燥、西瓜和中止渴，同食可加强彼此的功效。

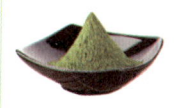
✅ 西瓜+绿茶
两者同食可提神醒脑、振作精神。

相克搭配及后果

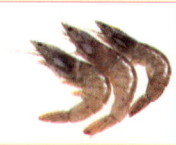
❌ 西瓜+虾
两者皆寒性，同食会损伤脾胃。

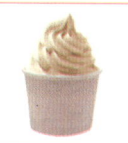
❌ 西瓜+冰激凌
两者皆寒性，同食容易导致腹泻。

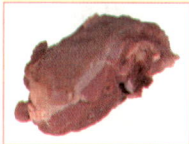
❌ 西瓜+羊肉
两者功效相克，同食会引起腹胀、腹泻、腹痛。

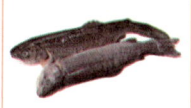
❌ 西瓜+生鱼
西瓜会降低生鱼中锌的吸收，降低生鱼的营养价值。

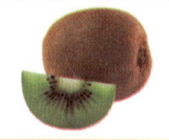
❌ 西瓜+猕猴桃
两者皆性寒，同食易造成营养流失。

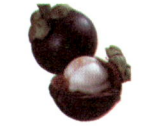
❌ 西瓜+山竹
两者同食会生成刺激性物质，损伤肾脏、肠胃。

苹果

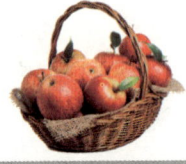

别 名：柰子、林檎。

性味 性凉，味甘、微酸。

归经 归脾、肺经。

营养成分：
碳水化合物、蛋白质、脂肪、磷、铁、钾、苹果酸、纤维素、B族维生素等。

营养功效：
苹果可以降低血液中胆固醇的含量，增加胆汁分泌和胆汁酸浓度，因而可避免胆固醇沉淀在胆汁中形成胆结石。

✔ 适宜人群
慢性胃炎、神经性结肠炎、便秘、癌症、贫血和维生素C缺乏者。

✘ 不宜人群
胃寒者，糖尿病患者。

相宜搭配及功效

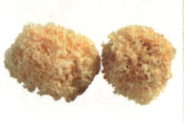

苹果+银耳
两者功能相辅，同食可润肺止咳。

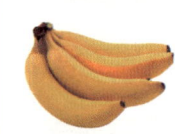

苹果+香蕉
两者皆富含果胶，同食有利于重金属的排出，可防止铅中毒。

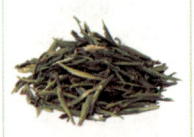

苹果+茶叶
两者营养互补，同食可促进消化与吸收。

相克搭配及后果

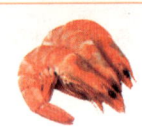

苹果+海味
苹果中的鞣酸易与海味发生反应，引起腹痛不适。

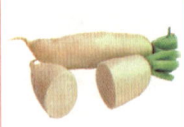

苹果+白萝卜
两者同食会抑制甲状腺的功能，导致甲状腺肿大。

梨

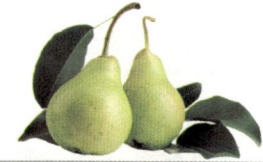

别名：沙梨、白梨。

性味 性寒，味甘、微酸。
归经 归肺、胃经。

营养成分：
蛋白质、脂肪、碳水化合物、铁、胡萝卜素、维生素C、膳食纤维。

营养功效：
多吃梨可改善呼吸系统的功能，还能保护肺部免受空气中灰尘和烟尘的侵害。

✔ 适宜人群
咽喉发痒干痛、音哑者。

✘ 不宜人群
脾虚便溏、慢性肠炎、胃寒、寒痰咳嗽、外感风寒咳嗽者以及糖尿病患者。

✔ 相宜搭配及功效

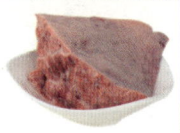

梨+猪肺
两者功效相辅，同食可以清热润肺、助消化。

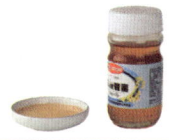

梨+蜂蜜
两者功能相仿，同食可以滋阴润燥、缓解咳嗽。

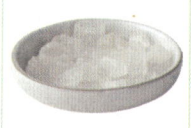

梨+冰糖
两者功效相辅，同食可润肺解毒。

✘ 相克搭配及后果

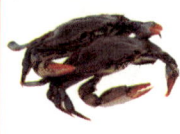

梨+螃蟹
两者皆寒性，同食会刺激肠道，引起腹泻、损伤肠胃。

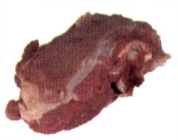

梨+羊肉
梨中含有的酶可将羊肉中的酵素分解，阻碍吸收。

芒果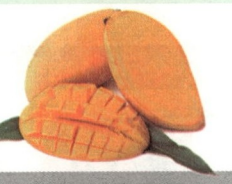

别名：檬果、望果、闷果、庵罗果。

性味 性平，味甘。

归经 归肺、脾、胃经。

营养成分：

维生素A、维生素C、膳食纤维等。

营养功效：

芒果能降低血中胆固醇、甘油三酯水平，其胡萝卜素含量也特别高，能保护视力，还能润泽皮肤。

✔ 适宜人群

慢性咽喉炎、音哑者，眩晕症、梅尼埃综合征、高血压晕眩者。

✘ 不宜人群

皮肤病、肿瘤、糖尿病、感冒以及风湿病患者，肠胃虚弱、消化不良者。

✅ 相宜搭配及功效

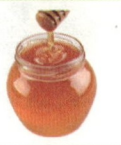

芒果+蜂蜜
芒果和蜂蜜对呕吐、眩晕有一定的功效，同食可预防晕车。

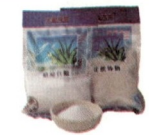

芒果+白糖
芒果加少许白糖可调和口味，还有生津止渴的功效。

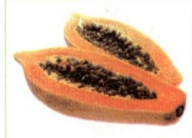

芒果+木瓜
两者富含维生素，同食可促进新陈代谢，美肤养颜。

❌ 相克搭配及后果

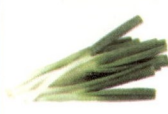

芒果+大葱
大葱是辛辣刺激性食物，与芒果同食易致肝胆火热，诱发黄疸。

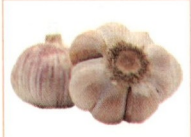

芒果+大蒜
大蒜辛辣伤阴，与芒果同食易致肝胆火热，诱发黄疸。

猕猴桃

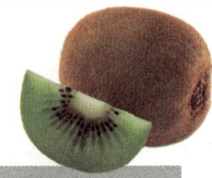

别名：狐狸桃、洋桃、猕猴梨。

性味 性寒，味甘、酸。

归经 归胃、膀胱经。

营养成分：

蛋白质、水分、脂肪、膳食纤维、维生素C和维生素E等。

营养功效：

猕猴桃中含有一种抗突变成分——谷胱甘肽，有利于抑制癌症基因的突变。同时，猕猴桃中含有的维生素C和维生素E能美白肌肤，消除雀斑和暗疮。

✔ 适宜人群

胃癌、肺癌、乳腺癌、高血压病、冠心病、黄疸型肝炎、尿路结石患者。

✘ 不宜人群

腹泻便溏者，糖尿病患者。

✔ 相宜搭配及功效

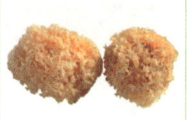

猕猴桃+银耳
猕猴桃和银耳均有养阴的功效，同食可润肺生津、滋阴养胃。

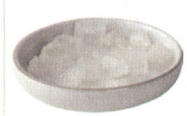

猕猴桃+冰糖
冰糖能和胃润肺，两者同食可加强润肺生津、滋阴养胃的功效。

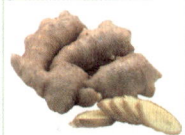

猕猴桃+生姜
生姜归脾、肺经，可作药引，增加猕猴桃清热和胃的功效。

✘ 相克搭配及后果

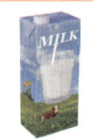

猕猴桃+牛奶
猕猴桃中的维生素C易与牛奶中的蛋白质凝结，引起腹胀。

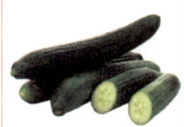

猕猴桃+黄瓜
黄瓜中含有一种维生素C分解酶，会破坏猕猴桃中的维生素C。

香蕉

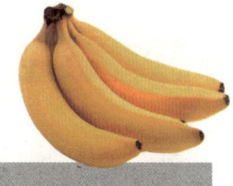

别名：蕉果。

性味 性寒，味甘。
归经 归脾、胃经。

营养成分：
蛋白质、果胶、钾、钙等。

营养功效：
香蕉富含钾，可将过多的钠离子排出，有辅助降压的功效。多吃香蕉能提高人体的免疫力。

✔ 适宜人群
减肥者，发热、口干烦渴、肛裂、癌症和中毒性消化不良者。

✘ 不宜人群
慢性肠炎、虚寒腹泻、急性风寒感冒咳嗽、糖尿病、胃酸过多者。

✅ 相宜搭配及功效

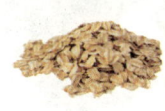

香蕉+燕麦
燕麦有养心的功效，与香蕉中的芳香性物质搭配能安神助眠。

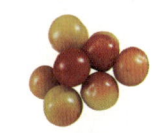

香蕉+李子
李子中含有的果酸可促进食物消化，香蕉与之搭配能清热润肠。

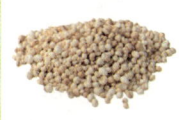

香蕉+川贝母
川贝母润肺止咳功效显著，香蕉与之搭配能清热生津、润肺。

❌ 相克搭配及后果

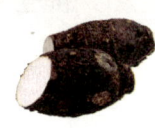

香蕉+芋头
芋头富含淀粉，与香蕉同食产生黏性物质，容易导致腹胀。

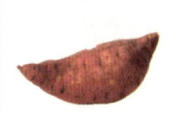

香蕉+红薯
香蕉性寒，红薯含糖多，食后增加胃酸，同食既反酸又胃寒。

草莓

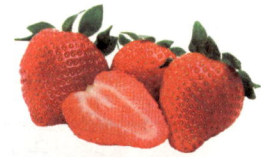

别名：洋莓果、红莓、蛇莓、蚕莓。

性味 性凉，味酸、甘。

归经 归肺、脾经。

营养成分：
碳水化合物、蛋白质、有机酸、维生素、矿物质、果胶等。

营养功效：
草莓含有多种有机酸、维生素及矿物质，捣烂后外敷疮疖患处，可凉血解毒、排脓生肌。

✔ 适宜人群
风热咳嗽、咽喉肿痛、声音嘶哑、夏季烦热口干、腹泻如水者及鼻咽癌患者。

✘ 不宜人群
脾胃虚弱、肺寒腹泻者及孕妇。

✓ 相宜搭配及功效

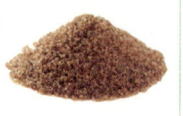

草莓+红糖
红糖可加速血液循环，草莓清热解毒，同食可利咽润肺。

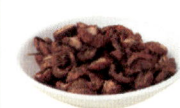

草莓+山楂
山楂和草莓都含有丰富的有机酸，同食可开胃消食、瘦身。

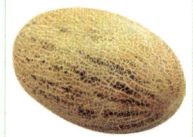

草莓+哈密瓜
草莓和哈密瓜都含有丰富的维生素C，同食能增强免疫力。

✗ 相克搭配及后果

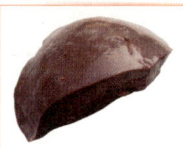

草莓+牛肝
牛肝中富含的铜、铁等物质会破坏草莓中的维生素C。

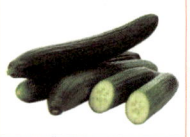

草莓+黄瓜
黄瓜中含有一种维生素C分解酶，会破坏草莓中的维生素C。

粮豆类

黄豆

别名：大豆、黄大豆。

| 性味 | 性平，味甘。 |
| 归经 | 归脾、大肠经。 |

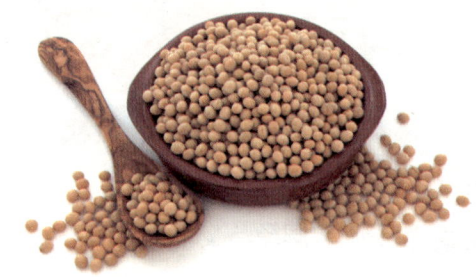

营养成分：
蛋白质、维生素A、B族维生素、维生素D、维生素E和多种人体必需的氨基酸。

营养功效：

①**活肤养颜**：黄豆中富含大豆异黄酮、卵磷脂、水解大豆蛋白，能改善内分泌，消除活性氧和体内自由基，延迟细胞衰老，使皮肤保持光滑、有弹性。

②**提高智力**：黄豆中含有的卵磷脂是大脑细胞组成的重要部分，对改善大脑功能有重要作用。

✔ **适宜人群**
动脉硬化、高血压、冠心病、高脂血症、糖尿病、癌症患者，气血不足者。

✘ **不宜人群**
消化不良、胃脘胀痛、腹胀者。

烹饪提示
在食用黄豆时应将其煮熟，否则容易引起恶心、呕吐等症状。

选购秘诀
选购黄豆时，应挑选颗粒饱满、大小颜色一致、无霉烂、无虫蛀的黄豆。

相宜搭配及功效

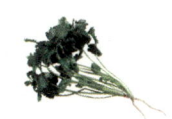
✅ 黄豆+香菜
香菜中的挥发性成分可开胃健脾，与黄豆同食可健脾宽中。

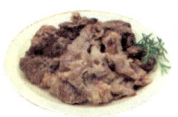
✅ 黄豆+牛蹄筋
牛蹄筋富含胶原蛋白，大豆含异黄酮，两者同食可美容。

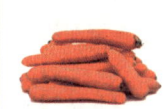
✅ 黄豆+胡萝卜
胡萝卜和黄豆都富含构成骨髓细胞的磷脂，可促进生长。

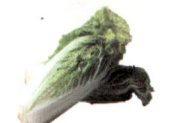
✅ 黄豆+白菜
白菜富含维生素C，有抗癌功效，与黄豆搭配可防治乳腺癌。

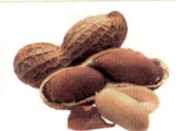
✅ 黄豆+花生
花生和黄豆都含有激素代谢不可缺少的氨基酸，同食可丰胸。

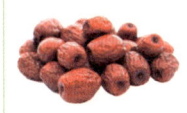
✅ 黄豆+红枣
红枣可补血养颜，黄豆与之搭配能补血、降血脂。

相克搭配及后果

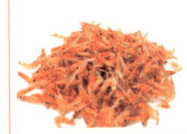
❌ 黄豆+虾皮
黄豆含有抗胰蛋白，与虾皮同食，会导致消化不良。

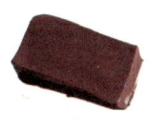
❌ 黄豆+猪血
猪血含有猪的新陈代谢废物，与黄豆同食易致腹胀。

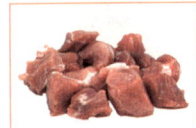
❌ 黄豆+猪肉
猪肉含有较多的脂肪不易消化，与黄豆同食会影响营养物质的吸收。

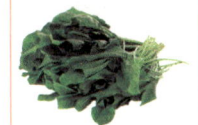
❌ 黄豆+菠菜
菠菜含有大量的草酸，和黄豆里的钙质结合会产生不溶性的草酸钙。

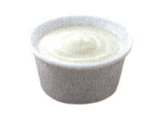
❌ 黄豆+酸奶
黄豆呈碱性，酸奶pH比较低，同食容易损害胃黏膜。

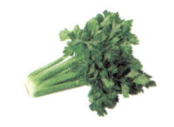
❌ 黄豆+芹菜
芹菜中富含铁，黄豆中的蛋白质会影响芹菜中铁的消化吸收。

绿豆

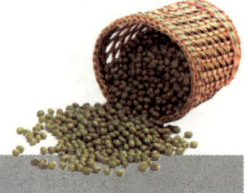

别名：青小豆。

性味 性凉，味甘。
归经 归心、胃经。

营养成分：

蛋白质、脂肪、碳水化合物、磷、铁、维生素A、B族维生素、维生素C等。

营养功效：

绿豆中含有的球蛋白和多糖，能促进胆固醇分解成胆酸，加速胆盐分泌，降低小肠对胆固醇的吸收，达到降低血中胆固醇的作用。

✔ 适宜人群

高血压、水肿、红眼病患者。

✘ 不宜人群

脾胃虚寒、肾气不足、体虚易泄泻者。

✅ 相宜搭配及功效

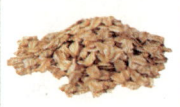

绿豆+燕麦

燕麦含糖量少，且富含纤维，与绿豆搭配可抑制血糖上升。

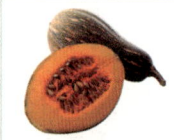

绿豆+南瓜

南瓜有利水消肿的功效，绿豆与之搭配可清肺、降糖。

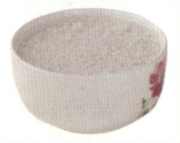

绿豆+大米

大米具有健脾补益的功效，可促进绿豆的消化吸收。

❌ 相克搭配及后果

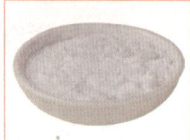

绿豆+碱

两者互掺，不但会使绿豆味道变涩，还会破坏其中的营养物质。

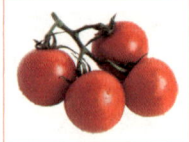

绿豆+西红柿

西红柿中的果酸与绿豆中的蛋白质会发生反应，同食损伤元气。

大米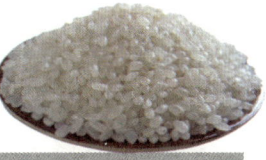

别名：稻米。

性味 性平，味甘。

归经 归胃、膀胱经。

营养成分：
蛋白质、钙、铁、葡萄糖、麦芽糖、维生素B_1、维生素B_2等。

营养功效：
大米中含有的γ-谷维素是一种黑色素抑制剂，能降低黑色素细胞活性，缓解色素沉着，淡化蝴蝶斑。

✔ 适宜人群
体虚、高热、久病初愈、产后、消化不良者。

✘ 不宜人群
糖尿病患者。

✔ 相宜搭配及功效

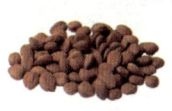
大米+杏仁
杏仁富含油脂可润肠通便，与大米同食可治疗痔疮、便血。

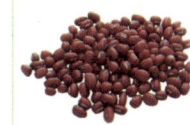
大米+红豆
红豆富含叶酸，大米与之同食，可起到美容养颜的功效。

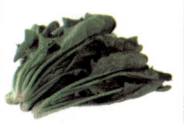
大米+菠菜
菠菜富含铁，可辅助治疗贫血，大米与之同食可养血润燥。

✘ 相克搭配及后果

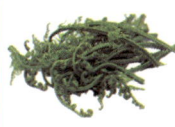
大米+蕨菜
蕨菜含有维生素B_1的分解酶，会分解大米中丰富的维生素B_1。

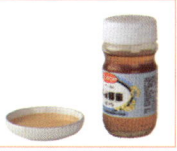
大米+蜂蜜
蜂蜜大量食用会导致胃寒，与大米同吃容易引起胃痛。

小米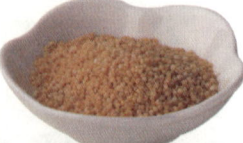

别名：粟米、谷子、黏米。

性味 性凉，味甘、咸。

归经 归脾、肾经。

营养成分：
淀粉、蛋白质、脂肪、钙、磷、铁、维生素B_1、维生素B_2、胡萝卜素等。

营养功效：
小米中含有的铁具有补血功能，还能减轻皱纹、淡化色斑。

✔ 适宜人群
脾胃虚弱、反胃呕吐、精血受损、食欲不振者及孕妇。

✘ 不宜人群
气滞、素体虚寒、小便清长者。

✔ 相宜搭配及功效

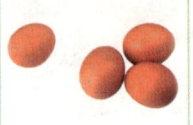

小米+鸡蛋
小米有健脾的功效，与鸡蛋同食可提高蛋白质的吸收。

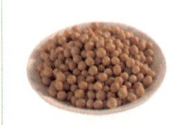

小米+黄豆
黄豆健脾益气，可增强小米健脾和胃、益气宽中的功效。

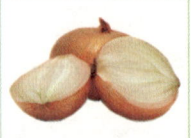

小米+洋葱
洋葱具有降脂的功效，与小米合用可生津止渴、降脂降糖。

✘ 相克搭配及后果

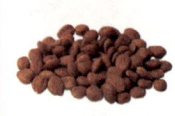

小米+杏仁
杏仁滑腻，小米与杏仁搭配食用，会导致腹泻。

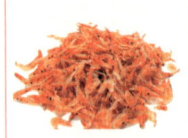

小米+虾皮
小米与虾皮同食容易引起过敏，导致恶心、呕吐。

糯米

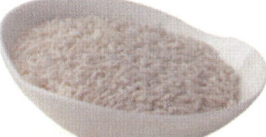

别名：元米、江米。

性味 性温，味甘。
归经 归脾、肺经。

营养成分：
蛋白质、脂肪、碳水化合物、钙、磷、铁、维生素B_1、维生素B_2等。

营养功效：
糯米中含有钙、磷等元素，适用于气血虚损、身体瘦弱者食用，尤其对女性能起到很好的补血养颜作用。

✔ 适宜人群
脾胃气虚、腹泻者。

✘ 不宜人群
儿童、体重过重者及糖尿病、肾病、高脂血症患者。

✓ 相宜搭配及功效

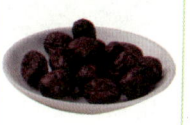

糯米+红枣
红枣有补中益气、养血安神的功能，两者合用可温中驱寒。

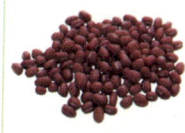

糯米+红豆
红豆有提升内脏活力的功能，与糯米搭配可治疗腹泻和水肿。

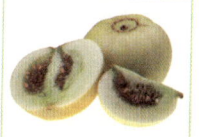

糯米+甜瓜
甜瓜可清热解暑，与糯米搭配可加强除烦止渴、利尿的功效。

✘ 相克搭配及后果

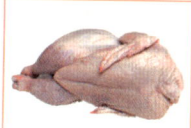

糯米+鸡肉
糯米不易消化，加上脂肪含量多的鸡肉，容易导致胃肠不适。

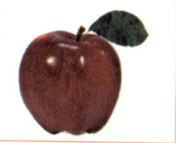

糯米+苹果
苹果富含胶质，配上不易消化的糯米，易导致腹痛。

薏米

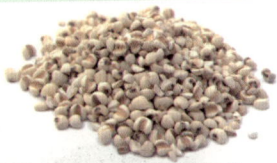

别名：六谷米、薏苡仁、菩提珠。

性味 性凉，味甘、淡。

归经 归胃、肺、脾经。

营养成分：
蛋白质、维生素B_1、维生素B_2、维生素E等。

营养功效：
薏米中含有的蛋白质能分解酵素，软化皮肤角质。同时，薏米中含有的维生素E能起到抗氧化、嫩肤美白的作用。

✔ 适宜人群
泄泻、湿痹、水肿、肠痈、肺痈、淋浊、慢性肠炎、阑尾炎、风湿性关节痛、尿路感染、白带过多、癌症患者。

✘ 不宜人群
便秘、尿多者及怀孕早期的女性。

✓ 相宜搭配及功效

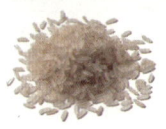

薏米+粳米
薏米和粳米都有补脾除湿的功效，两者合用此功效会增强。

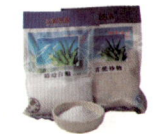

薏米+白糖
薏米有清热排脓的功效，加白糖同服可治疗粉刺。

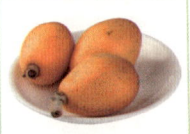

薏米+枇杷
枇杷有润肺的功效，与薏米搭配可清肺、散热。

✘ 相克搭配及后果

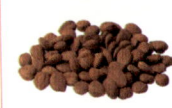

薏米+杏仁
杏仁含有丰富的油脂，与薏米同食会引起呕吐、泄泻。

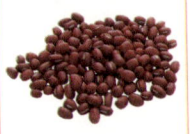

薏米+红豆
两者均难以消化，脾胃功能差的人食用后易引起呕吐、泄泻。

燕麦

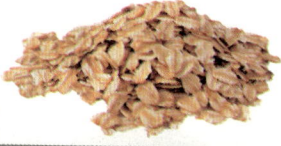

别名：野麦、雀麦。

性味 性温，味甘。

归经 归肝、脾、胃经。

营养成分：
亚油酸、蛋白质、脂肪、氨基酸、维生素E及钙、磷等。

营养功效：
燕麦中含有大量的抗氧化成分，这些物质可以有效减少黑色素的形成，淡化色斑，保持白皙、靓丽的肌肤。

✔ **适宜人群**
脂肪肝、糖尿病、水肿、便秘、体虚自汗、动脉硬化者。

✘ **不宜人群**
孕产妇。

✅ 相宜搭配及功效

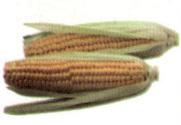

燕麦+玉米
燕麦和玉米含丰富的纤维素，可促进肠道蠕动，排出毒素。

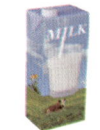

燕麦+牛奶
牛奶含有易被人体吸收的蛋白质，与燕麦同食可补充营养。

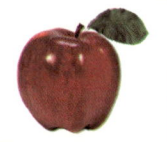

燕麦+苹果
苹果可促进机体代谢，燕麦可促进排便，同食能够瘦身。

❌ 相克搭配及后果

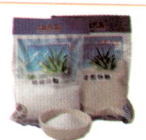

燕麦+白糖
白糖滑腻，燕麦不易消化，两者同食容易导致胀气。

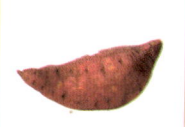

燕麦+红薯
两者同食，容易伤胃，导致胃痉挛、胀气。

小麦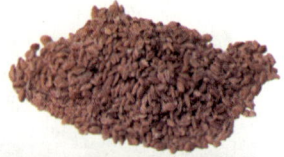

别名：麦子。

性味 性凉，味甘。

归经 归心经。

营养成分：
碳水化合物、粗纤维、蛋白质、脂肪、钙、磷、铁、维生素等。

营养功效：
小麦中含有的B族维生素和碳水化合物，能缓解精神压力。同时，小麦粉还具有消炎祛湿的作用，可防止腹泻。

✔ 适宜人群
心血不足、心悸不安、多呵欠、失眠多梦、脚气病者。

✘ 不宜人群
慢性肝病、糖尿病患者。

✓ 相宜搭配及功效

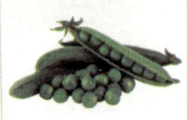
小麦+豌豆
小麦和豌豆都含有丰富的纤维素，可防治便秘，预防结肠癌。

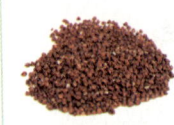
小麦+荞麦
荞麦中含有丰富的微量元素，与小麦搭配可增强免疫力。

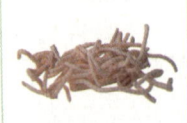
小麦+通草
通草善于治疗淋证涩痛，小麦可祛湿，合用可治五淋。

✗ 相克搭配及后果

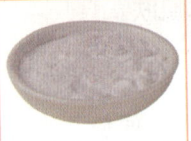
小麦+碱
小麦中所含的维生素在碱性环境中很容易被分解破坏。

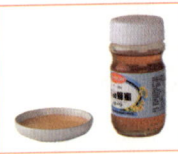
小麦+蜂蜜
小麦与蜂蜜均可促进排便，但过量食用容易导致腹泻。

黑芝麻

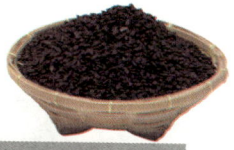

别名：胡麻、芝麻。

性味　性平，味甘。

归经　归肝、肾、肺、脾经。

营养成分：

蛋白质、脂肪、亚油酸、膳食纤维、维生素、卵磷脂、钙、铁、镁等。

营养功效：

芝麻中含有的亚油酸可有效去除附在血管壁上的胆固醇。此外，芝麻还能防止过氧化脂质危害皮肤，可防治皮炎。

✔ 适宜人群

高脂血症、高血压、贫血、哮喘、肺结核、荨麻疹患者。

✘ 不宜人群

慢性肠炎、便溏腹泻、阳痿、遗精者。

相宜搭配及功效

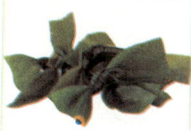

黑芝麻+海带
海带中含有人体代谢不可缺少的碘，与黑芝麻搭配可抗衰老。

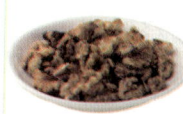

黑芝麻+核桃
黑芝麻和核桃都有补肾养心的功效，同用可改善睡眠。

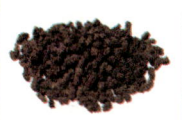

黑芝麻+桑葚
桑葚可治肝肾不足，与黑芝麻搭配可强身健体，降低血脂。

相克搭配及后果

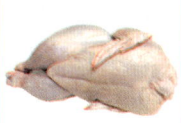

黑芝麻+鸡肉
黑芝麻中的亚麻油酸易与鸡肉中的蛋白质发生反应，会引起中毒。

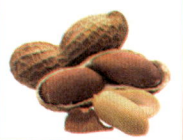

黑芝麻+花生
花生与黑芝麻都富含油脂，较滑利，不利于营养物质的吸收。

杏仁

干果类

别名：核仁、苦杏仁、杏梅仁。

性味 性温，味苦。

归经 归肺、脾、大肠经。

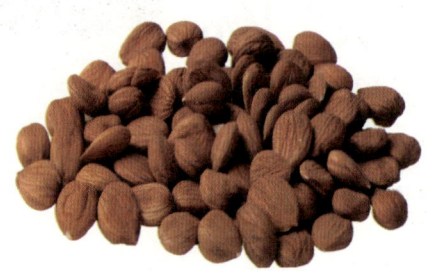

营养成分：
蛋白质、脂肪、维生素及钙、磷、铁等矿物质。

营养功效：
①**促进消化**：杏仁中富含脂肪油，能提高肠内容物对黏膜的润滑作用，故杏仁有润肠通便的功能。

②**降固醇**：杏仁中含有丰富的黄酮类和多酚类成分，不但能降低人体内胆固醇的含量，还能显著降低心脏病和很多慢性病的发病危险。

✔ 适宜人群
风寒感冒、肺虚咳嗽、干咳无痰患者。

✘ 不宜人群
急慢性肠炎患者。

烹饪提示
杏仁的外皮多食易上火，烹饪时最好将其剥去。

选购秘诀
如果购买杏仁，以壳不分裂、不发霉或不染色的为好。

相宜搭配及功效

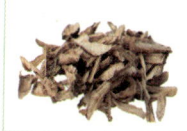
✅ 杏仁+桔梗
桔梗具有较好的宣肺平喘功效，与杏仁共用可止咳祛痰。

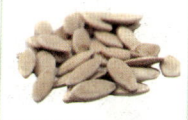
✅ 杏仁+冬瓜子
冬瓜子有润肺化痰的功效，两者合用可清热解毒、止咳化痰。

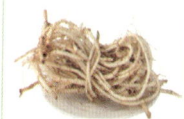
✅ 杏仁+鱼腥草
鱼腥草清热解毒，可增强杏仁治疗肺热咳嗽的功效。

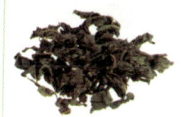
✅ 杏仁+桑叶
桑叶善于治疗肺热和风热咳嗽，两者合用宣肺止咳功效显著。

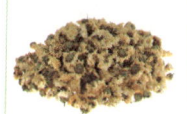
✅ 杏仁+菊花
菊花性凉，杏仁与之搭配可疏散风热、宣肺止咳。

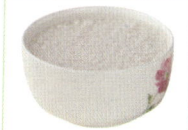
✅ 杏仁+大米
大米可促进排便，杏仁润肠，两者合用可缓解痔疮、便血。

相克搭配及后果

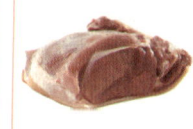
❌ 杏仁+猪肉
杏仁和猪肉都富含油脂，不利于消化，易导致腹痛。

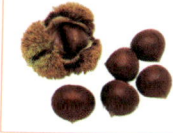
❌ 杏仁+板栗
同食不利于消化，容易引起胃痛、腹泻。

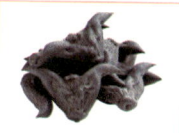
❌ 杏仁+菱角
杏仁中含有机酸，同吃不利于菱角蛋白质的吸收。

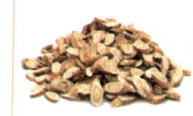
❌ 杏仁+黄芪
黄芪是升发的药物，杏仁属于降药，药性不同，影响药效。

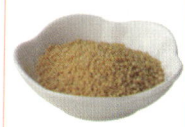
❌ 杏仁+小米
小米可加速肠道蠕动，杏仁滑利，同食易引发呕吐、腹泻。

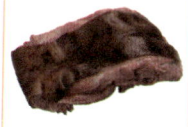
❌ 杏仁+狗肉
狗肉性温热，杏仁也是温性食品，同吃容易引起上火。

核桃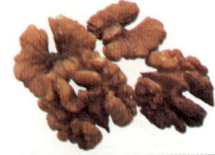

别名：胡桃、英国胡桃、波斯胡桃。

性味 性温，味甘。

归经 归肺、肾经。

营养成分：
蛋白质、脂肪、膳食纤维、维生素、钾、钠、钙、铁、磷等。

营养功效：
核桃中含有特殊的维生素成分，不但不升高胆固醇，还能减少肠道对胆固醇的吸收。

✔ 适宜人群
食欲不振、腰膝酸软者，气管炎、便秘、神经衰弱患者。

✘ 不宜人群
肺脓肿、慢性肠炎患者。

✓ 相宜搭配及功效

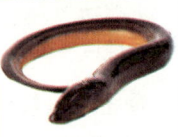
核桃+鳝鱼
鳝鱼有很强的补益功能，与核桃同食能补肾健脑。

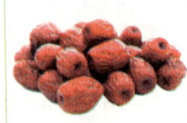
核桃+红枣
红枣补血活血效果显著，与核桃同食可增强机体代谢。

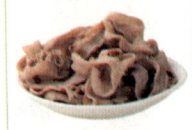
核桃+鹅肠
鹅肠富含优质蛋白质，与核桃搭配可强身健体。

✘ 相克搭配及后果

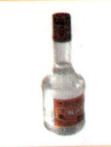
核桃+白酒
白酒性温，属辛散饮品，与温性的核桃搭配，易导致血热。

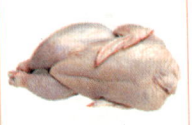
核桃+野鸡肉
野鸡肉和核桃同属温性食物，同食易导致血热。

花生

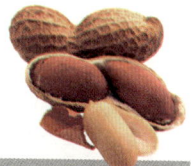

别名：长生果、长寿果、落花生。

性味 性平，味甘。
归经 归脾、肺经。

营养成分：
蛋白质、脂肪、碳水化合物、钙、磷、铁、氨基酸、不饱和脂肪酸、卵磷脂。

营养功效：
花生中的锌元素能促进儿童的大脑发育，增强大脑的记忆功能；此外，花生还有延缓衰老的功效。

✔ 适宜人群
反胃、脚气病、咳嗽痰喘、乳汁缺乏、高血压、牙龈出血患者。

✘ 不宜人群
胆囊炎、慢性胃炎、慢性肠炎、骨折患者。

✔ 相宜搭配及功效

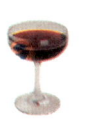

花生+葡萄酒
葡萄酒有活血化瘀的功效，与花生搭配可保护心脏、畅通血管。

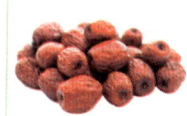

花生+红枣
红枣养血健脾，两者同食可增强花生健脾、止血的功效。

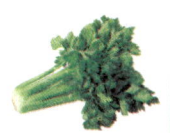

花生+芹菜
芹菜具有显著的降压功效，与花生搭配可预防心血管疾病。

✘ 相克搭配及后果

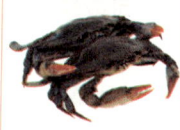

花生+螃蟹
螃蟹寒性较大，花生不易消化，两者同食易损伤脾胃。

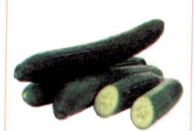

花生+黄瓜
黄瓜性寒，花生多油脂，两者搭配使肠道滑利，易导致腹泻。

其他类

牛奶

别名： 牛乳。

性味 性平，味甘。
归经 归心、肺、肾、胃经。

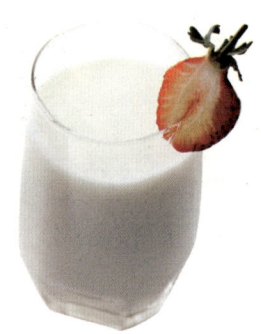

营养成分：
蛋白质、脂肪、碳水化合物、维生素A、乳糖、卵磷脂、胆固醇等。

营养功效：
①**补充钙质**：牛奶含钙量很高，对处于生长发育期的婴幼儿而言不可或缺。
②**预防便秘**：牛奶中含有将近5%的乳糖，可促进人体对钙、铁的吸收，从而增强肠蠕动，促进排泄。
③**促进大脑发育**：牛奶中的酪蛋白含有10%的磷，对促进幼儿的大脑发育有着重要作用。

✔ 适宜人群
消化道溃疡、黄疸、便秘、体虚者。

✗ 不宜人群
胆囊炎、胰腺炎、肝硬化、肾衰竭、泌尿系统结石、缺铁性贫血患者。

烹饪提示
袋装牛奶不要加热饮用，否则会破坏牛奶中的营养成分。

选购秘诀
新鲜优质牛奶应有鲜美的乳香味，以乳白色、无杂质、质地均匀为宜。

相宜搭配及功效

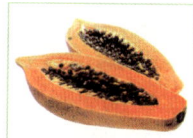
✅ 牛奶+木瓜
木瓜是女性保健的佳品，与牛奶同食可美白护肤、通便。

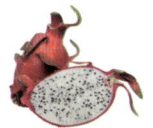
✅ 牛奶+火龙果
火龙果中富含大量果肉纤维，与牛奶同食可促进肠道排毒。

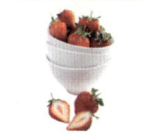
✅ 牛奶+草莓
草莓属红色食物，入心，与牛奶搭配可起到养心安神的功效。

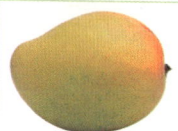
✅ 牛奶+芒果
芒果富含维生素C，可抗细胞老化，与牛奶同食可延缓衰老。

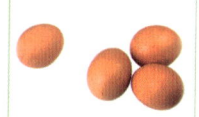
✅ 牛奶+鸡蛋
鸡蛋和牛奶都含有人体所需的优质蛋白质，合用可增强免疫力。

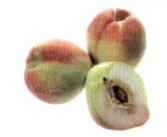
✅ 牛奶+桃子
桃子含有丰富的有机酸，与牛奶同食可滋润皮肤。

相克搭配及后果

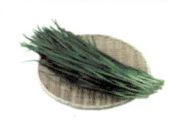
❌ 牛奶+韭菜
牛奶与含草酸多的韭菜共食，会形成不溶的草酸钙。

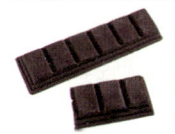
❌ 牛奶+巧克力
巧克力会影响牛奶中钙质的吸收。

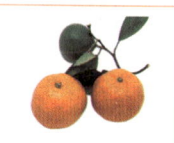
❌ 牛奶+柑橘
柑橘中的果酸会使牛奶中的蛋白质凝固，可能会导致腹泻。

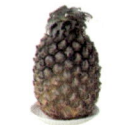
❌ 牛奶+菠萝
菠萝中的果酸可使牛奶中的蛋白质凝固，可能会导致腹泻。

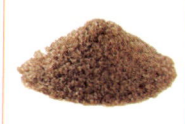
❌ 牛奶+红糖
红糖会使牛奶中的蛋白质发生变性，引起消化功能失调。

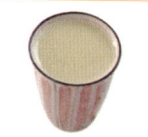
❌ 牛奶+豆浆
豆浆中的胰蛋白酶抑制剂，会妨碍牛奶中蛋白质的吸收。

酸奶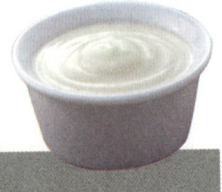

别名：酸牛奶。

性味 性平，味酸、甘。
归经 归心、肺、胃经。

营养成分：
乳酸菌、B族维生素等。

营养功效：
酸奶中富含B族维生素，能够提高人体抵御辐射的能力，从而有效减轻辐射对人的损伤。

✔ 适宜人群
气血不足、肠燥便秘者，高胆固醇血症、消化道癌症患者。

✘ 不宜人群
泌尿系统结石、小儿痴呆、重症肝炎、肝性脑病、急性肾炎、肾衰竭者。

✓ 相宜搭配及功效

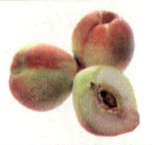
酸奶+桃子
酸奶健胃消食，能促进营养物质的吸收，与桃子同食可增加营养。

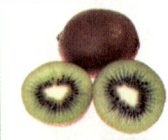
酸奶+猕猴桃
猕猴桃含优质纤维素，与酸奶同食有益肠道健康。

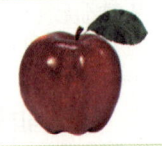
酸奶+苹果
苹果和酸奶都有开胃消食的功效，两者合用可增强食欲。

✗ 相克搭配及后果

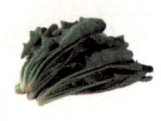
酸奶+菠菜
菠菜中含有丰富的铁，会与酸奶中的蛋白质发生沉淀反应。

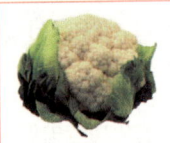
酸奶+花菜
花菜所含的化学成分会影响酸奶中钙的消化吸收。

白酒

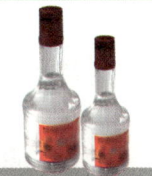

别名：烧酒、白干儿。

性味 性温，味甘、辛。
归经 归心、肝、肺、胃经。

营养成分：
乙醇、铜、锌等。

营养功效：
在进餐的同时饮用少量的白酒，能够增进食欲，促进食物的消化，从而使人在不知不觉之中增加食量。

✔ 适宜人群
风寒湿性关节炎患者。

✘ 不宜人群
高血压病、高脂血症、痛风、血管硬化、冠心病、癌症、肝炎、肝硬化、糖尿病、食管炎、溃疡患者。

✅ 相宜搭配及功效

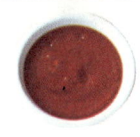

✅ 白酒+蛇血
白酒可以缓解蛇血的毒性，两者搭配可补养气血。

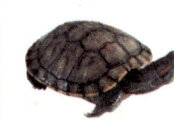

✅ 白酒+龟肉
龟肉能滋阴补血，白酒泡龟肉可治疗多年咳嗽。

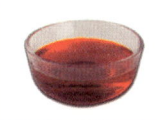

✅ 白酒+红花
白酒是很好的药引，红花和白酒合用会增强活血化瘀的功效。

❌ 相克搭配及后果

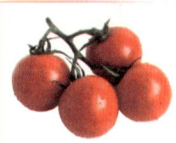

❌ 白酒+西红柿
西红柿会和白酒中的乙醇产生化学反应，导致消化不良。

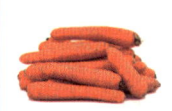

❌ 白酒+胡萝卜
胡萝卜中的胡萝卜素与酒精会在肝脏产生毒素，引起肝病。

蜂蜜

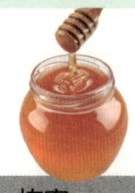

别名：白蜜、生蜂蜜、炼蜜。

| 性味 | 性平，味甘。 |
| 归经 | 归脾、肺、大肠经。 |

营养成分：
含葡萄糖、果糖、维生素、矿物质、氨基酸。

营养功效：
蜂蜜对肝脏有保护作用，能促使肝细胞再生，可以抑制脂肪肝的形成。食用蜂蜜能迅速补充体力，消除疲劳。

✔ **适宜人群**
营养不良、气血不足、食欲不振、年老体虚者。

✘ **不宜人群**
低血糖、过敏体质者及小儿。

✔ 相宜搭配及功效

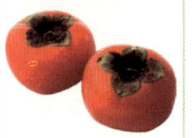

✔ 蜂蜜+柿子
柿子有润肺和胃的功效，与蜂蜜同用可益气养阴、润肺止咳。

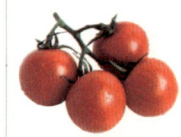

✔ 蜂蜜+西红柿
西红柿能降压利尿，蜂蜜与之搭配可养血滋阴、利水降压。

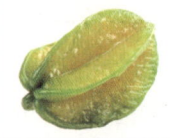

✔ 蜂蜜+杨桃
杨桃性寒，蜂蜜与之搭配可增强清热解毒的功效。

✘ 相克搭配及后果

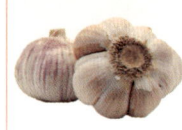

✘ 蜂蜜+大蒜
大蒜性热喜散，蜂蜜黏腻，同吃容易引起腹泻。

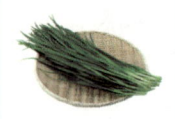

✘ 蜂蜜+韭菜
蜂蜜通肠，韭菜中含有的纤维素能导泻，两者同食会导致腹泻。

第三章 饮食宜忌常见中药材

受中医文化的影响,越来越多的人喜欢用中药搭配食材来养生保健。如果搭配得当,药膳自然能起到强身健体、有益健康的作用,反之,则会影响我们的健康。只有详细了解这些中药材,才能搭配出更好的药膳。

本章精选了多种常见中药材,并详细列出其性味归经、保健功效、适宜人群、不宜人群以及搭配宜忌等常识。

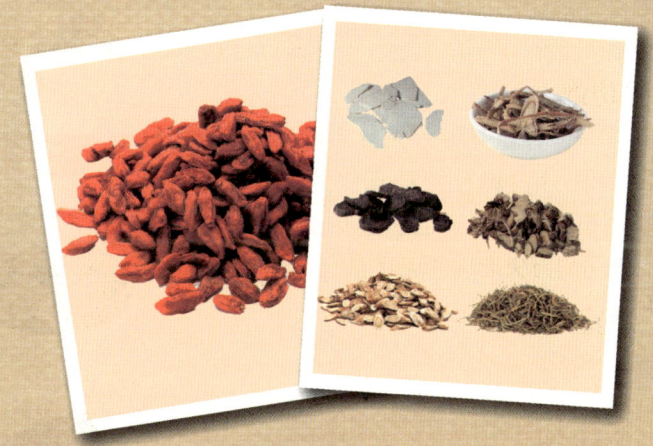

人参

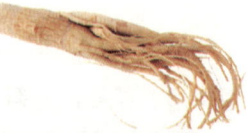

别名：黄参、血参、神草、土精。

性味 性平，味甘。

归经 归脾、肺经。

主治病症：
劳伤虚损、食少、倦怠、虚脱、大便清泄等。

营养功效：
人参含有多种氨基酸、人参皂苷、维生素B_2等成分，具有大补元气的作用。人参还有改善心肌缺血、健脾益肺的作用，并可复苏失血性休克状态。

✔ 适宜人群
体虚、惊悸者。

✘ 不宜人群
实证、热证而正气不虚者。

✓ 相宜搭配及功效

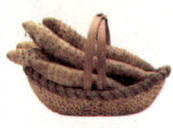

✓ 人参+山药
人参和山药都含有皂苷类成分，可降低胆固醇。

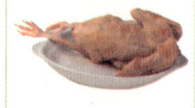

✓ 人参+乳鸽
人参和乳鸽都是滋补佳品，两者合用补虚效果更加显著。

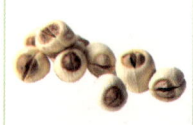

✓ 人参+莲子
人参能补气，莲子可健脾胃，两者合用可增强脾胃功能。

✘ 相克搭配及后果

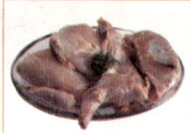

✘ 人参+兔肉
兔肉为凉性食物，人参性温，同食会降低人参补阳的功效。

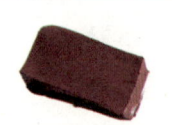

✘ 人参+猪血
猪血可产生一种润肠的物质，会影响人参的药效。

黄芪

别名：棉芪、黄耆、百本、百药棉。

性味：性温，味甘。

归经：归肺、脾、肝、肾经。

主治病症：
子宫脱垂、便血崩漏、自汗、脱肛、蛋白尿、糖尿病等。

营养功效：
黄芪中的有效成分具有扩张冠状动脉和外周血管的作用，从而减低血管阻力，可降低血压。此外，黄芪还可以提高血浆白蛋白水平，降低尿蛋白含量。

✔ 适宜人群
气血不足、慢性溃疡者。

✘ 不宜人群
急性病、食滞胸闷者。

✔ 相宜搭配及功效

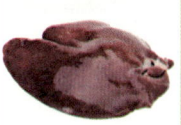

黄芪+猪肝
猪肝可补铁、补血、养肝，黄芪与之搭配可气血同补。

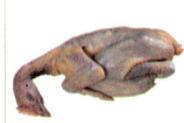

黄芪+鸡肉
鸡肉有健脾胃的功效，与黄芪搭配可补中益气、补益精血。

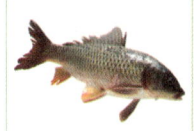

黄芪+鲤鱼
鲤鱼富含蛋白质，能增强体质，两者搭配可补气固表。

✘ 相克搭配及后果

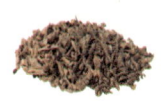

黄芪+白鲜皮
据《本草》记载，黄芪恶白鲜皮，两者合用会降低药效。

小百科：黄芪含有皂苷、多糖、氨基酸、叶酸等成分，有保肝、利尿、抗衰老、抗应激、降压和较广泛的抗菌作用。

甘草

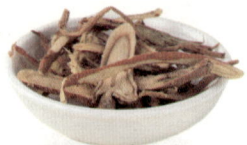

别　名：国老草、蜜草、甜草根。

性味 性平，味甘。

归经 归心、脾、肺、胃经。

主治病症：

倦怠食少、咳嗽咽痛、脾胃虚弱、伤风、肢体疼痛、黄疸病、牙周病等。

营养功效：

甘草有解毒、祛痰、止痛、解痉、抗癌等药理作用，能补脾益气、止咳润肺、调和百药。甘草生用主治咽喉肿痛、胃肠道溃疡等，蜜炙主治脾胃功能减退、乏力发热以及咳嗽等。

✔ 适宜人群

支气管哮喘、脾胃虚弱者。

✘ 不宜人群

腹胀者。

✓ 相宜搭配及功效

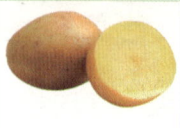

甘草+土豆

土豆含优质的淀粉，与甘草同食可益气健脾、强身益肾。

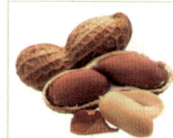

甘草+花生

花生含有维生素C，可增强甘草降低胆固醇的作用。

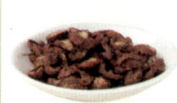

甘草+山楂

山楂能降压降脂，与甘草同用可消食健胃、活血化瘀。

✗ 相克搭配及后果

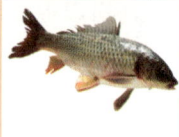

甘草+鲤鱼

鲤鱼中所含蛋白质会与甘草中的某些成分反应，容易导致腹泻。

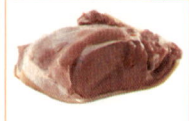

甘草+猪肉

甘草甜腻，猪肉肥腻，脾胃湿热的人食用易助湿生痰。

白术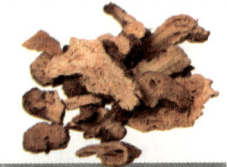

别名：于术、冬术、冬白术。

性味 性温，味苦、甘。

归经 归脾、胃经。

主治病症：
脾胃气弱、倦怠少气、虚胀、泄泻、痰饮、水肿、黄疸、小便不利、头晕、自汗、胎动不安等。

营养功效：
白术具有健脾益气的功效，用于治疗脾虚食少、腹胀泄泻、痰饮眩悸、自汗、胎动不安等。白术还能加快血液循环，使胃肠分泌旺盛、蠕动增强。

✔ 适宜人群
自汗易汗、小儿流涎、倦怠无力者。

✘ 不宜人群
阴虚燥渴、胃胀腹胀、气滞饱闷者。

✔ 相宜搭配及功效

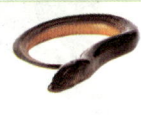

白术+鳝鱼
鳝鱼是改善体虚的佳品，与补气药白术同用可温阳益脾。

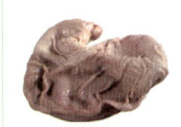

白术+猪肚
猪肚中的蛋白质丰富且易于吸收，白术与之同食可健脾益气。

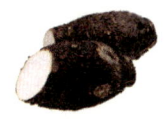

白术+芋头
芋头含有丰富且优质的淀粉，与白术搭配，可益胃宽肠。

✘ 相克搭配及后果

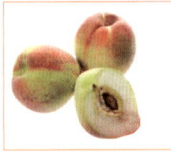

白术+桃子
白术和桃子都能作用于心血管，两者合用可能引发心绞痛。

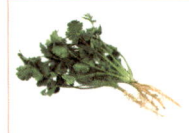

白术+香菜
香菜性辛、温，白术性温，两者合用温性加强，易导致上火。

冬虫夏草

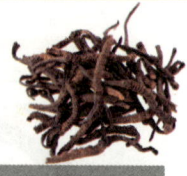

别　名：中华虫草、夏草冬虫、虫草。

性味 性平，味甘。

归经 归肾、肺经。

主治病症：

肾衰竭、性功能低下、冠心病、高脂血症、高血压病等。

营养功效：

冬虫夏草有显著扩张支气管平滑肌、平喘的作用，还可以降低血液中的胆固醇和甘油三酯含量，提高对人体有利的高密度脂蛋白含量，减轻动脉粥样硬化。

✔ 适宜人群

肾气不足、腰膝酸痛者。

✘ 不宜人群

外感风寒者。

✔ 相宜搭配及功效

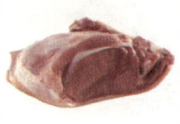

冬虫夏草+猪肉

猪肉可改善体虚，与冬虫夏草搭配可补肾益肺、止咳平喘。

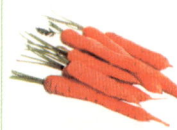

冬虫夏草+胡萝卜

胡萝卜中含有胡萝卜素，可辅助冬虫夏草起到养颜益肝的功效。

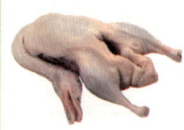

冬虫夏草+鸭肉

鸭肉滋补功效显著，与冬虫夏草同食可增强补虚止咳的功效。

✘ 相克搭配及后果

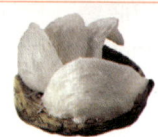

冬虫夏草+燕窝

虚不受补，体质过于虚弱的人同食两者，容易导致头晕。

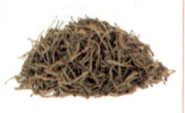

冬虫夏草+金银花

金银花属于清泻类的药物，与冬虫夏草同用，功效相反。

枸杞子

别名：苟起子、枸杞红实、甜菜子。

性味 性平，味甘。
归经 归肝、肾经。

主治病症：
肝肾亏虚、头晕目眩、视物不清、腰膝酸软、阳痿遗精、虚劳咳嗽等。

营养功效：
枸杞子具有补精气、坚筋骨、止消渴、明目、抗衰老以及降血脂、降血压、降血糖、抑制脂肪肝的作用；枸杞子还含有枸杞多糖，能提高人体活力。

✔ 适宜人群
肝肾阴虚、慢性肝炎、免疫力低下者。

✘ 不宜人群
脾虚泄泻、感冒发热患者。

✔ 相宜搭配及功效

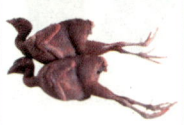
枸杞子+鹌鹑
鹌鹑肉能补五脏，强筋骨，与枸杞子搭配可增强滋补功效。

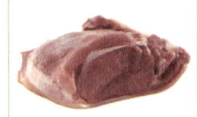
枸杞子+猪肉
猪肉具有补肝益血的作用，与枸杞子同食可补阴血、美容。

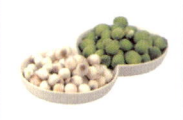
枸杞子+莲子
莲子是老少皆宜的滋补品，枸杞子与之同食可养心益肾。

✘ 相克搭配及后果

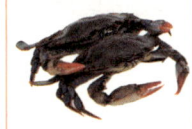
枸杞子+螃蟹
螃蟹寒性很强，枸杞子与之同食可能引起腹痛。

小百科：枸杞子为茄科植物枸杞或宁夏枸杞的成熟果实，其浆果为红色，能作为坚果食用。

阿胶

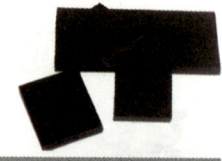

别　名：驴皮胶、二泉胶、盆覆胶。

性　味　性平，味甘。

归　经　归肺、肝、肾经。

主治病症：

眩晕、心悸失眠、久咳、咯血、衄血、吐血、尿血、便血、月经不调等。

营养功效：

阿胶可以促进红细胞与血红蛋白的生成，具有补血、抗贫血、止血的作用，还具有滋阴润燥、护肤养颜的功效，是女性美容养颜的佳品。

✔ 适宜人群

血虚萎黄、眩晕心悸者。

✘ 不宜人群

消化不良、胃弱便溏者。

✔ 相宜搭配及功效

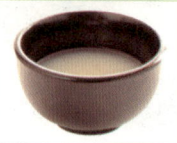

阿胶+米酒

米酒是很好的药引，同食还可以去除阿胶的腥气。

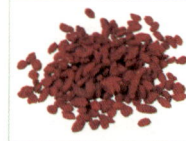

阿胶+枸杞子

枸杞子益肾养肝功效显著，与阿胶同食可养胎、安胎。

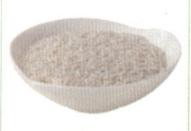

阿胶+糯米

糯米能够补养人体正气，与阿胶搭配可加强滋阴补虚的功效。

✘ 相克搭配及后果

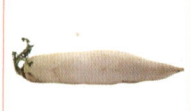

阿胶+白萝卜

白萝卜属顺气和促消化的食物，阿胶与之同食会降低药效。

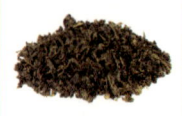

阿胶+浓茶

浓茶中含有过多的鞣酸，会与阿胶中的成分反应，影响药效。

何首乌

别名：首乌、地精、赤敛。

性味 性微温，味苦、甘、涩。

归经 归肝、肾经。

主治病症：
血虚、头昏目眩、心悸、失眠、肝肾阴虚所致腰膝酸软等。

营养功效：
何首乌可改善贫血造成的头晕目眩，具有补血养颜、祛皱护肤的功效，还可以增加机体的核酸含量，增强肝蛋白活性，起到延缓衰老的功效。

✔ 适宜人群
神经衰弱、慢性肝炎患者。

✘ 不宜人群
大便溏薄者。

✓ 相宜搭配及功效

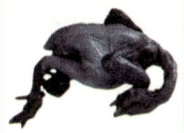

何首乌+乌鸡
乌鸡滋补作用强，何首乌与之同食可增强补益的药效。

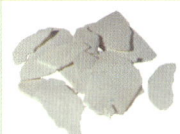

何首乌+茯苓
茯苓能健脾补中，脾胃功能好，更易于何首乌发挥药效。

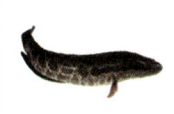

何首乌+黑鱼
黑鱼强于滋补，何首乌与之搭配可强身健体、延缓衰老。

✗ 相克搭配及后果

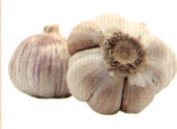

何首乌+大蒜
大蒜刺激性强，与何首乌搭配，容易导致腹泻。

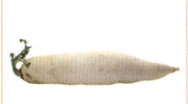

何首乌+白萝卜
白萝卜属下气食物，与滋补药何首乌同食可能会导致腹泻。

当归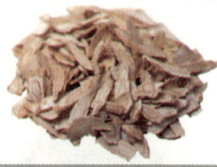

别 名：秦归、云归、西当归。

性 味　性温，味甘、辛。
归 经　归肝、心、脾经。

主治病症：
崩漏、月经不调、经闭腹痛、眩晕、赤痢后重、跌打损伤等。

营养功效：
当归可以促进机体造血功能，具有补血的功效。当归具有多方面的生理调节功能，能增强心肌血液供应。

✔ 适宜人群
腹胀疼痛、气血不足者。

✘ 不宜人群
大便溏薄、热盛出血者。

✅ 相宜搭配及功效

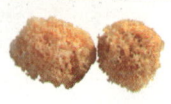

✅ 当归+银耳
银耳滋润而不腻滞，当归与之搭配可补血养血、延缓衰老。

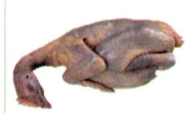

✅ 当归+鸡肉
鸡肉中含有丰富的蛋白质，当归与之搭配能改善贫血症状。

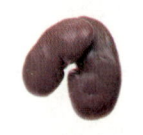

✅ 当归+猪肾
猪肾滋补效果极佳，与当归搭配可改善缺血性心悸、气短。

❌ 相克搭配及后果

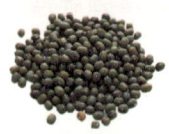

❌ 当归+绿豆
绿豆有解药毒的功效，会影响当归药效的发挥。

小百科：当归为伞形科草本植物，以主根粗长、支根少、断面黄白色、香气浓郁者为好。

麦冬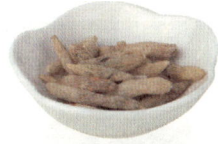

别名：书带草、不死草、麦门冬。

性味 性微寒，味甘。

归经 归心、胃经。

主治病症：

肺燥干咳、虚痨咳嗽、津伤口渴、心烦失眠、内热消渴、肠燥便秘等。

营养功效：

麦冬的主要成分是麦冬皂苷，另含高黄酮类化合物和挥发油等成分，具有提高人体免疫力的功效，还能协调胰岛素功能，从而降低血糖。

✔ **适宜人群**

阴虚内热者。

✘ **不宜人群**

胃有痰饮湿浊、风寒咳嗽者。

✓ 相宜搭配及功效

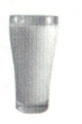

麦冬+牛奶
牛奶可润肠通便，麦冬与牛奶搭配，可益脾胃、生津润肠。

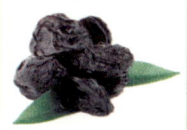

麦冬+乌梅
乌梅能收敛生津，麦冬与之搭配生津止渴效果会更显著。

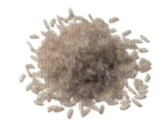

麦冬+粳米
粳米能除烦止渴，麦冬与之搭配可改善津伤口渴的症状。

✗ 相克搭配及后果

麦冬+黑木耳
麦冬和黑木耳同食，体质敏感的人有时会感觉胸闷。

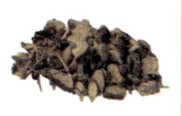

麦冬+苦参
苦参之苦燥伤阴可制约麦冬养阴的功效，两者相畏。

天冬

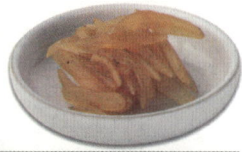

别名：天门冬、大当门根、多儿母。

性味 性寒，味甘、苦。
归经 归肺、肾、胃经。

主治病症：
急性气管炎、扁桃体炎、咽喉炎、急性胃炎等。

营养功效：
天冬的水煎剂能对抗直肠和结肠癌细胞，并对白血病有改善作用，具有防癌抗癌的功效，还能抗菌。此外，天冬所含的天冬素可以抑制溃疡的形成。

✔ 适宜人群
肺火燥咳者。

✘ 不宜人群
外感及肺寒咳嗽者。

✅ 相宜搭配及功效

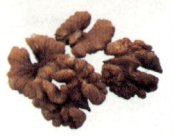

天冬+核桃仁
核桃仁可定喘润肠，可加强天冬清肺生津的功效。

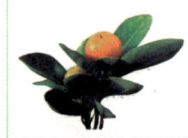

天冬+橘叶
橘叶有疏肝、行气、化痰的功效，与天冬合用可清热散结。

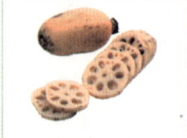

天冬+莲藕
莲藕有滋阴养血的作用，可加强天冬滋阴润肺、清热的功效。

❌ 相克搭配及后果

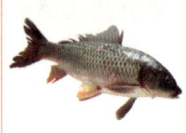

天冬+鲤鱼
天冬不能遇生腥，否则药性会减弱，故不宜与鲤鱼搭配。

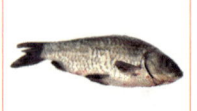

天冬+鲫鱼
鲫鱼中天冬氨酸含量高，与天冬同食会降低该成分的利用率。

黄连

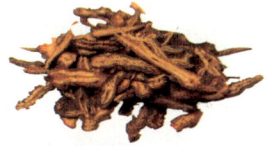

别名：川连、川黄连、野黄连。

性味 性寒，味苦。
归经 归心、脾、胃、肝、大肠经。

主治病症：
肠胃湿热、泻痢呕吐、耳目肿痛、百日咳、肺结核、吐衄等。

营养功效：
黄连具有清热燥湿、泻火解毒、杀虫的功效。黄连除了可以入药外，还可以酒炙。酒黄连善清上焦火热，多用于目赤肿痛、口疮。

✔ 适宜人群
热盛火炽、高热干燥者。

✘ 不宜人群
阴虚津伤者。

✓ 相宜搭配及功效

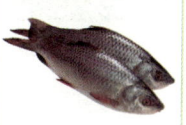

黄连+鲢鱼
鲢鱼是食疗佳品，黄连有降血脂作用，同食可降低胆固醇。

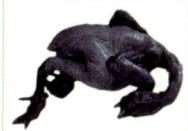

黄连+乌鸡
乌鸡具有滋阴养血的功效，与黄连同食可缓解阴虚热盛。

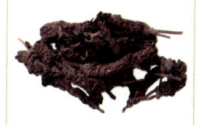

黄连+夏枯草
夏枯草有清肝散结的功效，与黄连同用可更好地清热祛火。

✗ 相克搭配及后果

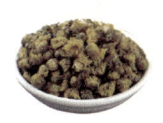

黄连+菊花
黄连性寒，菊花性凉，两者同用寒性太过，可能会损伤脾胃。

小百科： 黄连根茎多簇状分枝，形似倒鸡爪状，习称鸡爪黄连。

决明子

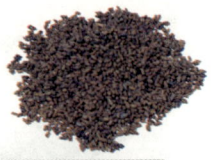

别名：草决明、马蹄草、马蹄决明。

性味	性微寒，味苦、咸。
归经	归肾经。

主治病症：
白内障、青光眼、视网膜炎、视神经萎缩、眼结膜炎等。

营养功效：
决明子含有丰富的大黄素、决明素、大黄酚等成分，具有降低血压、降低胆固醇的功效。决明子还有一定的镇静催眠作用，可改善睡眠，防治失眠。

✔ 适宜人群
肾虚、便秘、体胖者。

✘ 不宜人群
体质虚弱、大便溏泄者。

✔ 相宜搭配及功效

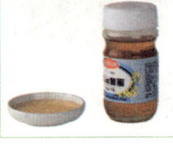

决明子+蜂蜜
决明子和蜂蜜都有润肠通便的功效，两者合用可治疗便秘。

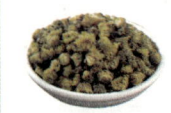

决明子+菊花
菊花能清醒头脑、平肝明目，与决明子同用可养肝护眼。

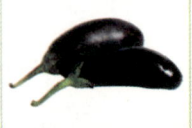

决明子+茄子
茄子有润肠的作用，与决明子搭配可清肝降逆、润肠通便。

✘ 相克搭配及后果

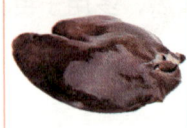

决明子+动物内脏
动物内脏脂肪含量高，会影响降脂药决明子的药效。

小百科：决明子呈棱形，长5~8毫米，宽2.5~3毫米，表面黄褐色或绿褐色，平滑光泽。

金银花

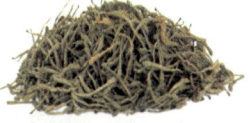

别名：忍冬、忍冬花、金花、银花。

性味 性寒，味甘。
归经 归肺、心、胃经。

主治病症：
痈肿疔疮、温病发热、热毒痢疾、肿瘤、身热、发疹等。

营养功效：
金银花具有清热解毒的作用，对热毒血痢、痈疡、肿毒等症有很好的疗效。同时，金银花对多种致病菌如大肠杆菌、痢疾杆菌等有一定的抑制作用。

✔ **适宜人群**
流行性感冒、高脂血症患者。

✘ **不宜人群**
脾胃虚寒、腹泻便溏者。

✓ 相宜搭配及功效

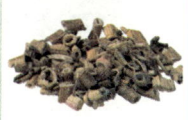

金银花+芦根
芦根清热生津，可加强金银花清热解暑、生津止渴的功效。

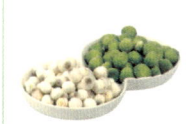

金银花+莲子
莲子是降火的佳品，与金银花同用可清热排毒、健脾止泻。

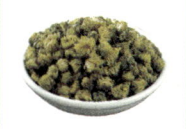

金银花+菊花
金银花、菊花均能清热解毒，合用可快速缓解火毒热盛。

✗ 相克搭配及后果

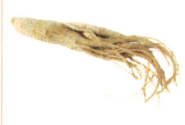

金银花+人参
人参用于滋补元气，金银花泻火解毒，同用会降低人参的功效。

小百科： 金银花为忍冬科忍冬属植物忍冬及同属植物干燥花蕾或带初开的花。

鱼腥草

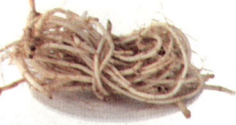

别名：臭菜、鱼鳞草、芩草。

性味 性微寒，味辛。
归经 归肺经。

主治病症：
肺炎、肺脓肿、热痢、水肿、白带、淋病、痔疮、脱肛、湿疹等。

营养功效：
鱼腥草所含的挥发油具有提高机体免疫力、抗病原微生物、抗菌、抗病毒、抗炎、利尿、镇痛、镇静、止血和抗癌等作用。

✔ 适宜人群
痰热喘咳者。

✘ 不宜人群
体质寒凉者。

✔ 相宜搭配及功效

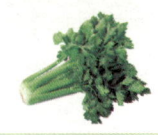

鱼腥草+芹菜
芹菜性凉，与鱼腥草同食可清热润燥、利尿通便。

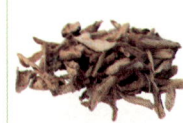

鱼腥草+桔梗
桔梗具有宣肺、祛痰的功效，与鱼腥草搭配可缓解肺炎。

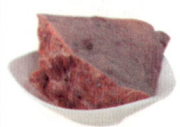

鱼腥草+猪肺
猪肺能补肺止咳，鱼腥草与之搭配可缓解肺虚、咳嗽。

✘ 相克搭配及后果

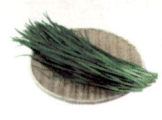

鱼腥草+韭菜
鱼腥草清热，韭菜壮阳，药性相反，同食会降低药效。

小百科：鱼腥草为三白草科多年生草本植物蕺菜的干燥水上部分，名见于《名医别录》。

第四章 常见病症饮食宜忌

面对西药的副作用，越来越多的人选择用食疗调理身体。食物是人类治病最好的药品，它在给人们带来美味享受的同时，还能达到保健强身、防治疾病的作用。

本章针对人体易患的多种疾病，逐一对这些疾病进行介绍，并列出其致病原因、表现症状及饮食宜忌。

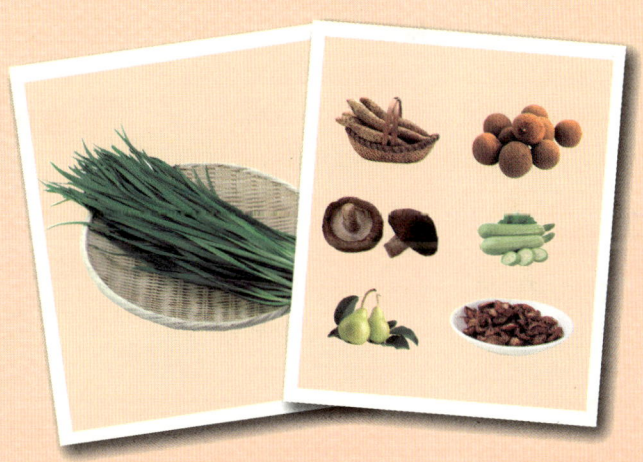

冠心病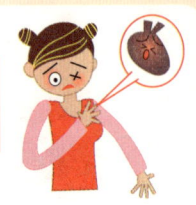

病症类型： 无症状性心肌缺血型、缺血性心肌病型。

无症状性心肌缺血型： 指确有心肌缺血的客观证据（心电活动、左室功能、心肌血流灌注及心肌代谢等异常），但缺乏胸痛或与心肌缺血相关的主观症状。

缺血性心肌病型： 是指由于长期心肌缺血导致心肌局限性或弥漫性纤维化，从而产生心脏收缩和（或）舒张功能受损，引起心脏扩大或僵硬、充血性心力衰竭、心律失常等一系列临床表现的临床综合征。

病症简介：

冠状动脉粥样硬化性心脏病，简称冠心病，是由于冠状动脉粥样硬化病变致使心肌缺血、缺氧的心脏病。

临床表现：

发作性胸骨后疼痛、心悸、呼吸困难、心绞痛、心肌梗死、心律失常等。伴随明显的焦虑，常发散到左侧臂部、肩部、下颌、背部，也可放射到右臂。

致病原因：

冠心病是多种致病因素长期综合作用的结果。当人精神紧张或激动发怒时，容易导致冠心病；肥胖者容易患冠心病；吸烟是引发冠心病的重要因素。

相关常识： 不能参加重体力劳动，不能从事让人精神紧张的工作。工作中应注意休息，如出现心慌、气短、胸痛立即停止工作。

宜食食物及功效

①宜食用含镁、锌、钙、硒较多的食物

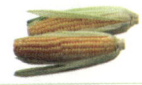
✅ **玉米** 富含亚油酸

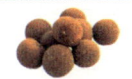
✅ **桂圆** 有助于补益心脏

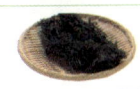
✅ **紫菜** 补肾养心

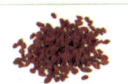
✅ **枸杞子** 调节血糖、血压

②宜食用含有抗氧化物质的食物

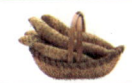
✅ **山药** 阻止血脂在血管壁沉淀

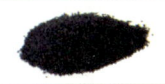
✅ **芝麻** 去除血管壁上胆固醇

✅ **黑木耳** 预防血栓、冠心病

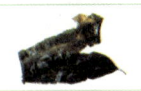
✅ **海带** 防治心脏病

慎食食物及原因

①忌食高胆固醇、高脂肪的食物，会诱发心绞痛、心肌梗死

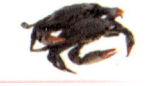
❌ **螃蟹** 胆固醇高

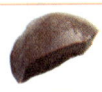
❌ **动物内脏** 胆固醇高

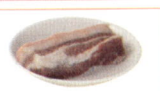
❌ **肥肉** 易导致动脉粥样硬化

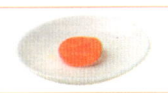
❌ **蛋黄** 使动脉管壁增厚变硬

②忌食高糖食物，会加重肥胖，诱发冠心病

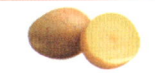
❌ **土豆** 淀粉多、热量高

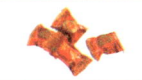
❌ **糖果** 在体内会转变成脂肪

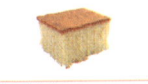
❌ **甜点** 摄入过多易导致发病

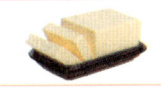
❌ **奶油** 导致糖尿病、冠心病

糖尿病

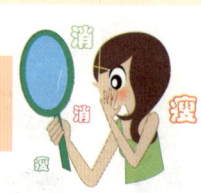

病症类型： 1型糖尿病、2型糖尿病、妊娠糖尿病、继发性糖尿病。

1型糖尿病： 患者胰岛B细胞被破坏，引起胰岛素绝对缺乏，有酮症酸中毒倾向。

2型糖尿病： 患者大部分超重或肥胖，也可发生于任何年龄，但多见于成年人。

妊娠糖尿病： 指妊娠期初次发现任何程度的糖耐量受损（IGT）或糖尿病，原来已有糖尿病而现在合并妊娠者不包括在内。

继发性糖尿病： 是指由于已知的原发病所致的慢性高血糖状态。

 病症简介：

糖尿病是由遗传因素、免疫功能紊乱等各种致病因子作用于机体，导致胰岛功能减退、胰岛素抵抗等而引发的一系列代谢紊乱综合征。

 临床表现：

一般包括两个方面，一是血糖、尿糖多造成的三多一少，吃得多、喝得多、排尿多、体重下降；二是并发症造成的症状，如糖尿病视网膜病变、糖尿病肾病等。

 致病原因：

糖尿病的发病原因有很多，除了遗传因素以外，大多是由不良的生活、饮食习惯造成的。

相关常识： 糖尿病患者可以通过改变环境因素和生活方式等，来防止或降低糖尿病的发生，如适当限制能量摄入，避免肥胖，积极进行较多的体力活动等。

宜食食物及功效

①宜食促进胰岛素分泌、调节糖代谢的食物

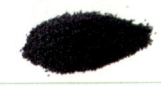
✅ **芝麻** 有助于调节内分泌

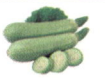
✅ **西葫芦** 能促进胰岛素分泌

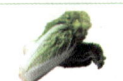
✅ **白菜** 解渴利尿

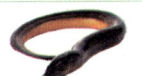
✅ **鳝鱼** 能保护心血管

②宜食可降低血糖的食物

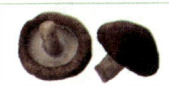
✅ **香菇** 能缓解糖尿病

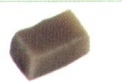
✅ **魔芋** 能降血糖

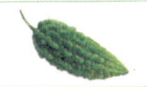
✅ **苦瓜** 能清热益气、降血糖

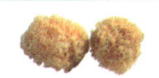
✅ **银耳** 所含木耳多糖能降血糖

慎食食物及原因

①忌食容易使血糖升高的糖类

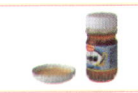
❌ **蜂蜜** 含糖量较高

❌ **果酱** 易引发血糖升高

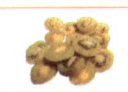
❌ **果脯** 含大量糖分

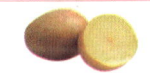
❌ **土豆** 淀粉多,易增加热量

②忌食辛辣、刺激、肥腻的食物

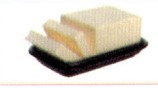
❌ **牛油** 热量太高

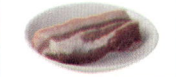
❌ **肥肉** 导致肥胖而加重病情

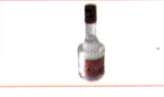
❌ **白酒** 影响糖的代谢

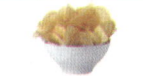
❌ **油炸食品** 油脂含量过高

高血压

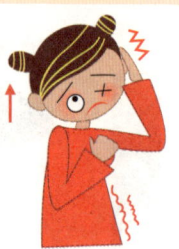

病症类型： 原发性高血压、继发性高血压。

原发性高血压： 以血压升高为主要临床表现，发病原因不明了，又称高血压病，占高血压人数的95%以上，大多数患者有家族遗传史。

继发性高血压： 是因全身性疾病引起的高血压，病因明确。最多见的是由肾脏疾病、内分泌疾病引起，其次是由脑部炎症、肿瘤、外伤引起。

 病症简介：

高血压是指在静息状态下动脉收缩压和/或舒张压增高，常伴有心、脑、肾、视网膜等器官功能性或器质性改变及代谢紊乱等现象。

 临床表现：

头晕，有些是一过性的，有些是持续性的；头痛，血压升高到一定程度时，甚至有炸裂样剧痛；烦躁、心悸、失眠；注意力不集中，记忆力减退；肢体麻木，常见手指、足趾麻木或皮肤如蚁行感或项背肌肉紧张、酸痛。

 致病原因：

机体内长期反复的不良刺激致大脑皮质功能失调、内分泌失调、肾缺血。食盐过多、胰岛素抵抗的影响等，也是导致高血压的原因。

相关常识： 患者应定期测量血压，规范治疗，改善治疗依从性，尽可能实现降压达标，坚持长期、平稳、有效地控制血压。

宜食食物及功效

①宜食膳食纤维含量高的食物，可以加速胆固醇的排出

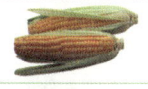
✅ **玉米** 所含钙元素能降血压

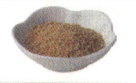
✅ **小米** 所含膳食纤维可排毒

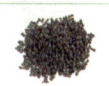
✅ **绿豆** 清热解毒

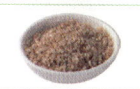
✅ **糙米** 可降低胆固醇

②宜食维生素、矿物质含量高的食物，有降血压的功效

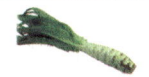
✅ **莴笋** 所含钾元素可促排尿

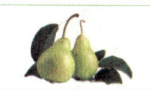
✅ **梨** 能保护心脏、降血压

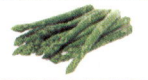
✅ **芦笋** 所含的硒能防癌降压

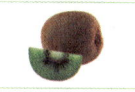
✅ **猕猴桃** 能降压、降脂

慎食食物及原因

①忌食容易产气及性热的食物，否则会使血压升高

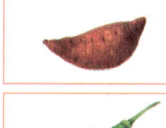
❌ **红薯** 易胀气，使血压升高

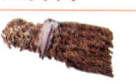
❌ **干豆** 性热，易使血压升高

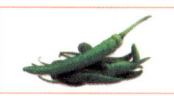
❌ **辣椒** 刺激肠胃而诱发心肌梗死

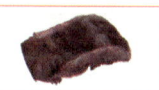
❌ **狗肉** 加重阳亢型高血压

②忌过多动物蛋白质的摄入，因会引起血压波动

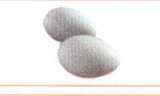
❌ **鹅蛋** 高蛋白质，使血压波动

❌ **牛奶** 不易保持血压稳定

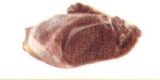
❌ **猪肉** 脂肪含量过高

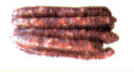
❌ **香肠** 硝酸盐多

高脂血症

病症类型： 原发性高脂血症、继发性高脂血症。

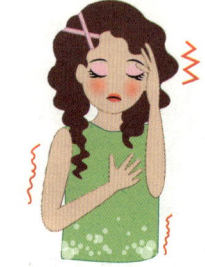

原发性高脂血症： 指由于脂质和脂蛋白代谢先天性缺陷（家族性）以及某些环境因素引起的病症，可通过各种机制引起。

继发性高脂血症： 指由于其他原发疾病所引起的病症，这些疾病包括糖尿病、肝病、甲状腺疾病、肾脏疾病、肥胖症、糖原累积病、痛风、阿狄森病、库欣综合征、异常球蛋白血症等。

 病症简介：

高脂血症是血脂异常的通称，是指由于脂肪代谢或运转异常而使血浆中一种或多种脂质高于正常值的现象。脂质不溶或微溶于水必须与蛋白质结合以脂蛋白形式存在。

 临床表现：

高脂血症在发病早期可能没有不舒服的症状，但没有症状不等于正常。多数患者在发生了冠心病、脑卒中后才发现血脂异常，可表现出头晕、头痛、胸闷、心痛、乏力等症状。

 致病原因：

高脂血症和饮食习惯密切相关。偏食、暴饮暴食、饮食不规律，是引发高脂血症的重要因素。此外，长期精神紧张所致的内分泌紊乱也会造成高脂血症。

相关常识： 高脂血症患者除了饮食清淡、戒烟戒酒之外，还可以适当运动，运动类型以耐力运动为主。

宜食食物及功效

①增加不饱和脂肪酸的摄入，降低血脂，保护心血管系统

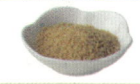
✅ **小米**
可降低血脂

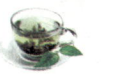
✅ **绿茶**
降低血糖、血脂

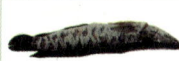
✅ **海鱼**
低脂肪、高蛋白质

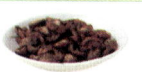
✅ **山楂**
消食化积、降脂

②多食富含植物固醇的食物

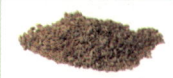
✅ **小麦**
所含膳食纤维可降脂

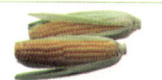
✅ **玉米**
降血压、降血脂

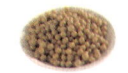
✅ **黄豆**
降低胆固醇

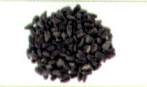
✅ **葵花子**
降低血脂

慎食食物及原因

①忌食高脂肪食物，以免导致血液凝固性升高

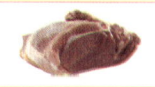
❌ **猪肉**
油脂较高，易滞湿热

❌ **猪油**
导致血脂增高

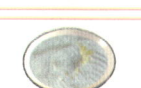
❌ **奶油**
增加胆固醇含量

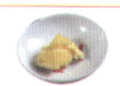
❌ **黄油**
高脂肪

②胆固醇高的人应避免进食富含脂肪、胆固醇的食物

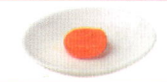
❌ **蛋黄**
脂肪含量过高

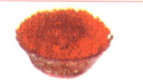
❌ **鱼子**
高胆固醇

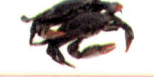
❌ **螃蟹**
高蛋白质、高胆固醇

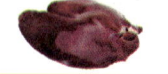
❌ **动物内脏**
易导致血脂增高

慢性支气管炎

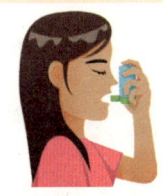

病症类型： 单纯型慢性支气管炎、喘息型慢性支气管炎。

单纯型慢性支气管炎： 单纯型慢性支气管炎主要表现为咳嗽、咳痰。

喘息型慢性支气管炎： 喘息型慢性支气管炎除有咳嗽、咳痰外，尚有喘息，伴有哮鸣音，喘鸣在阵咳时加剧。

 病症简介：

慢性支气管炎是由于感染或非感染因素引起气管、支气管黏膜及其周围组织慢性非特异性炎症的现象。其病理特点是支气管腺体增生、黏液分泌增多。

 临床表现：

连续两年以上，每次持续3个月以上的咳嗽、咳痰或气喘等症状。清晨、夜间痰较多，呈白色黏液或浆液泡沫性，偶有血丝，急性发作伴细菌感染时痰量增多，且呈黄稠脓性痰。初起咳嗽有力，晨起咳多，白天少，睡前常有阵咳，合并肺气肿者咳嗽多无力。支气管痉挛伴有哮鸣音者，以老年人多见。

 致病原因：

化学气体如氮、氧化氮、二氧化硫等烟雾，对支气管黏膜有刺激和细胞毒性作用，是慢性支气管炎最主要的发病因素；呼吸道感染是慢性支气管炎发病和加剧的另一个重要因素。

 相关常识： 慢性支气管炎患者平时要加强锻炼，增强体质，提高免疫力和耐寒能力，以防感冒和呼吸道感染。

宜食食物及功效

①宜食蛋白质含量高的食物

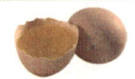
✅ **鸡蛋** 补虚、补血

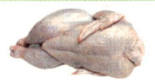
✅ **鸡肉** 富含优质蛋白质

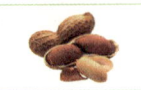
✅ **花生** 增强体力和抗病能力

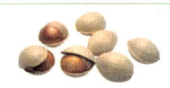
✅ **白果** 温肺益气、定喘咳

②宜食健脾养肺、补肾化痰的食物

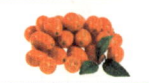
✅ **金橘** 理气解郁、化痰

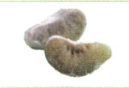
✅ **柚子** 止咳平喘、清热化痰

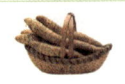
✅ **山药** 清热解毒，缓解发热

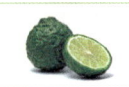
✅ **佛手柑** 理气化痰、止呕消胀

慎食食物及原因

①忌食油腻黏糯、助湿生痰、性寒生冷之物

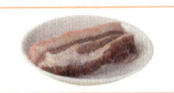
❌ **肥肉** 助湿生痰，易致发病

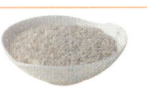
❌ **糯米** 加重肠胃负担

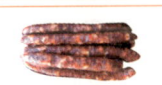
❌ **香肠** 硝酸盐多

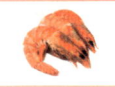
❌ **海鲜** 引发过敏反应

②忌食辛辣刺激、过咸的食物

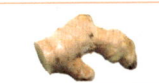
❌ **生姜** 内热患者忌食

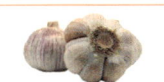
❌ **大蒜** 内火重者慎食

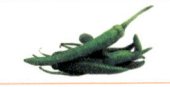
❌ **辣椒** 刺激性强，易致发病

❌ **芥末** 辣味强烈，易致发病

痛风

病症类型： 原发性痛风、继发性痛风。

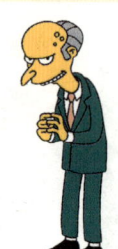

原发性痛风： 一般与酶及代谢缺陷等有关，多半有家族史，最初出现症状可以从10多岁开始，一直到80岁左右，平均年龄在40岁上下。95%的患者是男性成年人。

继发性痛风： 大多由于慢性溶血性贫血、白血病、恶性肿瘤、甲亢、各种肾脏器质性疾病等导致肾功能减退而引发。一般初次出现的时间往往在已有原发病的数年以后。

 ### 病症简介：

痛风是由于嘌呤代谢紊乱导致血尿酸增加而引起组织损伤的疾病。多发于人体关节部位，发病时像拇指等部位会剧烈疼痛，一般1~7天后疼痛可缓解或消失。

 ### 临床表现：

无症状期表现为有高尿酸血症而无临床症状。发病时，主要表现为痛风性关节炎、痛风结节（常见于耳轮和关节周围，呈大小不一的隆起赘生物）、肾脏病变、发热和头痛等全身症状。

 ### 致病原因：

痛风发病的关键原因是血液中尿酸含量长期增高。由于各种原因导致形成尿酸的酶活性异常，从而导致尿酸生成过多，或者各种因素导致肾脏排泄尿酸发生障碍，使尿酸在血液中聚积，产生高尿酸血症，最终引发痛风。

 相关常识： 喜欢吃富含嘌呤食物的人，会导致体内尿酸增加，这类人患痛风的概率会比较高。

宜食食物及功效

①宜食碱性蔬菜和水果，可以中和过量的尿酸

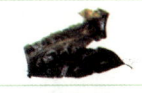
● 海带
碱性食物，缓解痛风

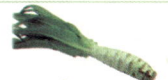
● 莴笋
降低消化道酸性

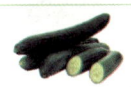
● 黄瓜
排出体内多余尿酸

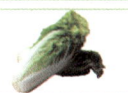
● 白菜
将盐分排出体外

②宜食含B族维生素和维生素C的食物

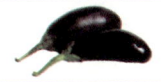
● 茄子
能缓解痛风症状

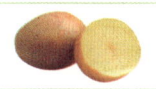
● 土豆
利水消肿

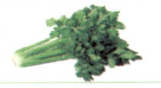
● 芹菜
中和浓度高的尿酸

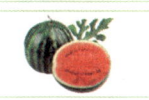
● 西瓜
降火除烦

慎食食物及原因

①忌食含有嘌呤类物质的食物

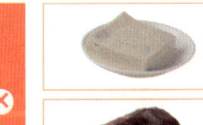
❌ 豆腐
含较多嘌呤类物质

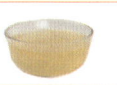
❌ 鸡汤
易诱发痛风

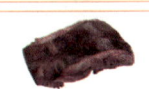
❌ 狗肉
含嘌呤丰富

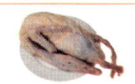
❌ 鹅肉
易加重痛风症状

②忌食辛辣助火的食物

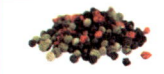
❌ 胡椒
诱使痛风发作

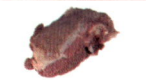
❌ 羊肉
加重痛风病情

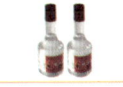
❌ 白酒
刺激性太强

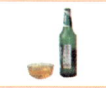
❌ 啤酒
使免疫系统过度反应

痔疮

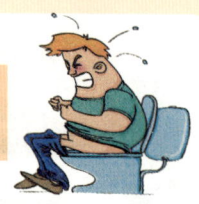

病症类型： 内痔、外痔、混合痔。

内痔： 位于齿线以上，表面覆盖黏膜。

外痔： 位于齿线下，表面覆盖皮肤，分为炎性外痔、静脉曲张性外痔、血栓性外痔、结缔组织性外痔。

混合痔： 跨越齿线上下，内痔和外痔在同一部位连成一体，有内、外痔的特征。

 病症简介：

痔疮是指肛门直肠底部及肛门黏膜的静脉丛发生曲张而形成的一个或多个柔软的静脉团的慢性疾病，是发生在肛门内外的常见病、多发病。无论内痔、外痔，都可能发生血栓。在发生血栓时，痔中的血液凝结成块，从而引起疼痛。

 临床表现：

①排便时出血，呈滴注或喷射状；②痔块脱出，较重者排粪或腹压增加时有痔块脱出肛外；③血栓性外痔、内痔发生感染或脱出嵌顿时疼痛明显；④肛门皱襞充血、肿胀，并有少量分泌物。

 致病原因：

排便时持续用力，造成静脉内压力反复升高，静脉就会肿大，而发生痔疮。妇女在妊娠期，由于盆腔静脉受压迫，妨碍血液循环常会发生痔疮。

相关常识： 便后用热水坐浴，既可以洗净肛门皮肤皱褶内的污物，也可以促进局部的血液循环，对保持肛门部的清洁和生理功能有重要作用。

第四章 常见病症饮食宜忌

宜食食物及功效

① 宜食富含纤维素的食物

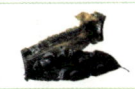
✅ **海带** 含纤维素，促进排便

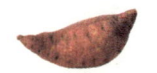
✅ **红薯** 膳食纤维较多

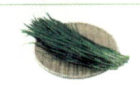
✅ **韭菜** 增强肠胃蠕动能力

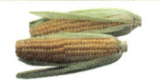
✅ **玉米** 含膳食纤维，防便秘

② 宜食有润肠通便作用的食物

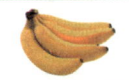
✅ **香蕉** 水溶性纤维可治痔疮

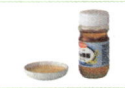
✅ **蜂蜜** 减缓痔疮导致的便秘

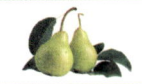
✅ **梨** 润肠通便

✅ **黑木耳** 清理消化道，涤肠

慎食食物及原因

① 忌食辛辣、刺激的食物

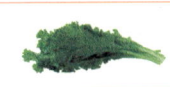
❌ **芥菜** 痔疮、体热盛者忌食

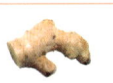
❌ **生姜** 辛辣助火

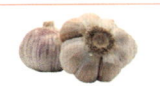
❌ **大蒜** 辛辣刺激性的食物

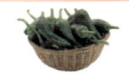
❌ **辣椒** 刺激直肠黏膜而发病

② 忌食温性食物

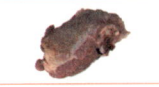
❌ **羊肉** 多食上火，加重病情

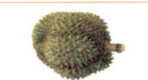
❌ **榴莲** 多食易导致直肠充血

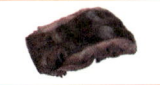
❌ **狗肉** 热气重，易诱发痔疮

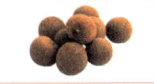
❌ **桂圆** 壮阳火，易诱发痔疮

烧伤

病症类型： Ⅰ度（红斑）烧伤、浅Ⅱ度烧伤、深Ⅱ度烧伤。

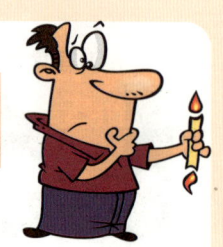

Ⅰ度（红斑）烧伤： 达表皮角质层，红肿热痛，感觉过敏。

浅Ⅱ度烧伤： 达真皮浅层，部分生发层健在，剧痛，感觉过敏，有水疱，基底部呈均匀红色、潮湿。

深Ⅱ度烧伤： 达真皮深层，有皮肤附件残留，痛觉消失，有水疱，基底苍白，间有红色斑点、潮湿。

病症简介：

烧伤主要是指皮肤和/或黏膜的损害，严重者也可伤及其下组织，也有将被火焰、电流等伤害的情况称为烧伤。

临床表现：

Ⅰ度烧伤表现为皮肤轻度红、肿、热、疼痛，感觉过敏，表皮干燥，无水疱；Ⅱ度烧伤损伤较深，皮肤有水疱。水疱底部呈红色或白色，充满了清澈、黏稠的液体。触痛敏感，压迫时变白。

致病原因：

烧伤一般是由热力（包括热液、蒸汽、高温气体、火焰、电能、化学物质、放射线、灼热金属液体或固体等）所引起的组织损害。

相关常识： 一旦烧伤应立即脱离现场，迅速脱掉着火的衣服，用自来水冲洗。如果是头部烧伤，可取冰箱中冷冻室内的冰块，用打湿的干净毛巾包住作冷敷。

宜食食物及功效

①宜食富含蛋白质的食物

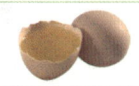
✅ **鸡蛋** 修复破损皮肤组织

✅ **豆浆** 补充优质蛋白质

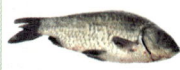
✅ **鲫鱼** 有利于创面细胞增长

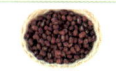
✅ **红豆** 利水消肿

②宜食清淡、易消化的食物

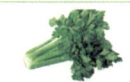
✅ **芹菜** 调节肠胃，增强食欲

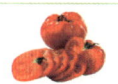
✅ **西红柿** 益气补血

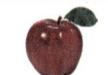
✅ **苹果** 修复皮肤损伤

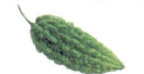
✅ **苦瓜** 清肠、消肿、利水

慎食食物及原因

①忌食辛辣、刺激的食物

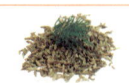
❌ **茴香** 加重患处炎症

❌ **芥末** 辛辣助火

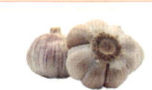
❌ **大蒜** 带有辛辣刺激性

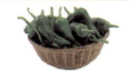
❌ **辣椒** 易加重伤口病情

②忌食高热量食物

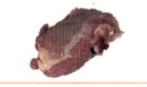
❌ **羊肉** 多食上火，加重病情

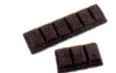
❌ **巧克力** 易加重炎症

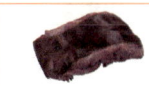
❌ **狗肉** 热气重，易加重溃疡

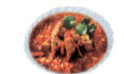
❌ **方便面** 易上火，伤害肠胃

肩周炎

病症类型： 肩周滑液囊病变、盂肱关节腔病变、肌腱和腱鞘的退化性病变。

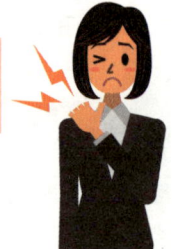

肩周滑液囊病变： 包括滑囊的渗出性炎症、粘连、闭塞及钙质沉积等病理变化。

盂肱关节腔病变： 冻结肩或继发性粘连性关节挛缩症，早期可有腔内的纤维素样渗出，晚期出现关节腔粘连、容量缩小。

肌腱和腱鞘的退化性病变： 出现肱二头肌长头肌腱及腱鞘炎、冈上肌腱炎（疼痛弧综合征）、肩袖断裂、撞击综合征等。

 病症简介：

肩周炎是肩关节周围肌肉、肌腱、滑囊和关节囊等软组织的慢性特异性炎症，导致关节内外粘连，从而影响肩关节的活动。

 临床表现：

发病时肩部疼痛难忍，尤以夜间为甚，睡觉时常因肩部怕压而取特定卧位，影响入睡。肩部关节活动受限，影响日常生活，如端碗用筷以及穿衣提裤感到困难等。病重时生活不能自理，日久可见患肢肌肉萎缩。

 致病原因：

因年龄增大、肩关节活动减少而造成局部代谢障碍，使组织细胞发生退变而得病。此外，颈椎病、冠状动脉粥样硬化性心脏病等也易导致肩周炎。

 相关常识： 注意保暖防寒是防止肩周炎十分重要的措施，尤其是对患肩的保暖，睡觉时切勿露在外面以免当风受凉，天热勿久吹风扇、空调。

宜食食物及功效

①发病期间宜食具有温通经脉、祛风散寒、除湿镇痛作用的食物

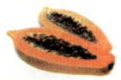
✅ **木瓜** 缓解痉挛疼痛

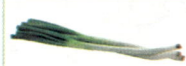
✅ **葱白** 缓解肩周炎不适

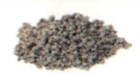
✅ **薏米** 发散风寒、止痛消肿

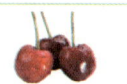
✅ **樱桃** 散风祛湿

②静养期间宜食补气养血、补肝益肾的食物

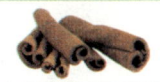
✅ **桂皮** 补火助阳、散寒止痛

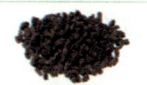
✅ **桑葚** 补充体内正气、强身

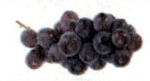
✅ **葡萄** 补气血、益肝肾

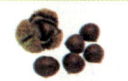
✅ **板栗** 益气健脾

慎食食物及原因

忌食生冷性凉的食物

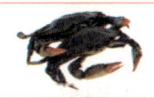
❌ **螃蟹** 体质虚寒者不能食用

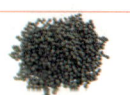
❌ **绿豆** 不利于肩周炎恢复

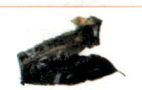
❌ **海带** 脾胃虚寒者不宜食用

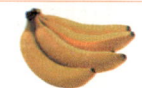
❌ **香蕉** 性寒,不宜过多食用

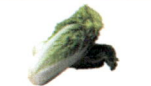
❌ **白菜** 性微寒,不宜常食

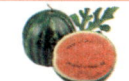
❌ **西瓜** 性凉,易加重病情

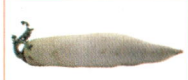
❌ **白萝卜** 性凉味辛,忌多食

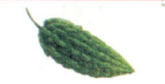
❌ **苦瓜** 虚寒型患者不宜食用

风湿性关节炎

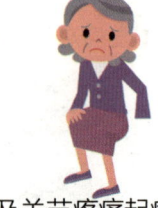

病症类型： 发热型类风湿、反复发作型风湿病、内脏型风湿病。

发热型类风湿： 可分为以长期高热为主要表现和以长期低热为主要表现的类风湿。

反复发作型风湿病： 又称发作性风湿病。发作呈周期性，每次发作持续数小时，关节疼痛剧烈。

内脏型风湿病： 多发生于儿童和青少年，其特点是当内脏症状突出时，关节痛的炎症表现一般是中等度的。

 病症简介：

风湿性关节炎是一种常见的急性或慢性结缔组织炎症，可反复发作并累及心脏。临床以关节和肌肉游走性酸楚、疼痛为特征，多以急性发热及关节疼痛起病。

 临床表现：

肢体关节、肌肉、筋骨发生疼痛，有酸麻、沉重、屈伸不利感，受凉及阴雨天可加重，甚至关节红肿、发热等。一年四季均可发病，疼痛游走不定，但持续时间不长，几天就可消退。

 致病原因：

风湿性关节炎目前较多被认为是自身免疫性疾病，因患病关节内软骨和骨的破坏，而导致关节功能出现障碍。

相关常识： 避免风寒湿邪侵袭。平时要防止受寒、淋雨和受潮，关节处要注意保暖，不穿湿衣、湿鞋、湿袜等，还要注意劳逸结合。

宜食食物及功效

①宜食富含维生素、钙和钾盐的瓜果蔬菜及碱性食物

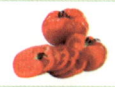
✅ **西红柿** 增强抵抗力

✅ **牛奶** 含钙量高，有益健康

✅ **苹果** 增强体力和抗病能力

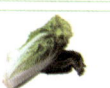
✅ **白菜** 含钙多，可强壮骨骼

②宜食具有清热利尿、活血通络作用的食物

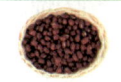
✅ **红豆** 利水祛湿、排出湿气

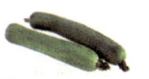
✅ **丝瓜** 活血通络

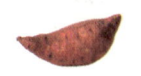
✅ **红薯** 润肠通便、排毒

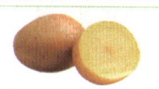
✅ **土豆** 强壮关节、宽利肠胃

慎食食物及原因

①忌食高热量和高脂肪的食物

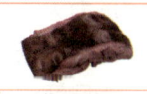
❌ **狗肉** 引发关节红肿热痛

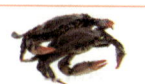
❌ **螃蟹** 发物，易加重病情

❌ **虾** 使关节活动更不利

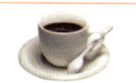
❌ **咖啡** 不利于病情恢复

②忌食辛辣温补性食物

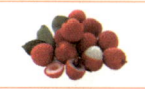
❌ **荔枝** 伤阴助火

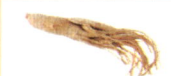
❌ **人参** 加重湿热型风湿

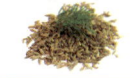
❌ **茴香** 加重湿热、风热型病情

❌ **啤酒** 伤脾，加重内热肿痛

痛经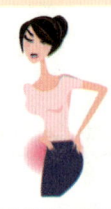

病症类型： 原发性痛经、继发性痛经。

原发性痛经： 也称功能性痛经，指虽痛经，但经过详细妇科临床检查未能发现盆腔器官有明显异常者。

继发性痛经： 指痛经且伴生殖器官有明显病变者，如子宫内膜异位症、盆腔炎、肿瘤等。

 病症简介：

痛经是指妇女在经期及其前后出现小腹或腰部疼痛的现象。随月经周期而发，严重者可伴恶心呕吐、冷汗淋漓、手足厥冷等。

 临床表现：

痛经多发生在妇女经期或行经前后。疼痛部位多在下腹部，重者可放射至腰骶部或股内前侧。有50%以上患者伴有乳房胀痛、肛门坠胀、胸闷烦躁、悲伤易怒、头痛头晕、恶心呕吐、面色苍白、四肢冰凉、虚脱昏厥等症状。

 致病原因：

子宫异常、精神因素、遗传因素、妇科病、少女初潮、心理压力大、久坐导致气血循环变差、经血运行不畅、爱吃冷饮、经期剧烈运动、受风寒湿冷侵袭等均易引发痛经。同时，受某些工业或化学性质气味刺激等也会造成痛经。

相关常识： 经期及余血未净时禁止性交、游泳及盆浴，勤换卫生巾，用合格的卫生巾垫。经期注意腹部保暖，两足勿下冷水，防止寒邪入侵。

第四章 常见病症饮食宜忌

宜食食物及功效

① 宜食通气、化瘀的食物

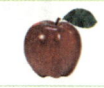
苹果 中和过多的酸性物质

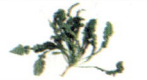
荠菜 理气活血、改善痛经

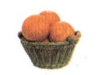
柑橘 活血调经

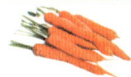
胡萝卜 可造血,补充血液

② 宜食补气、补血、补肾的食物

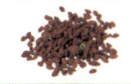
枸杞子 补气强精、滋补肝肾

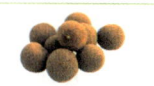
桂圆 益气补血、健脾养胃

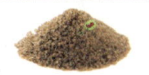
红糖 调血养血,缓解痛经

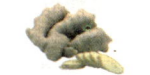
生姜 驱寒、温经、保暖

慎食食物及原因

① 忌食含有咖啡因和酒精的饮料

啤酒 酒精刺激使腹痛加重

碳酸饮料 妨碍铁的吸收

白酒 过量饮用不利于健康

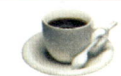
咖啡 咖啡因易刺激身体

② 忌食性寒凉及海鲜类食物

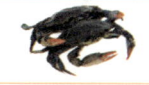
螃蟹 刺激神经,加重疼痛

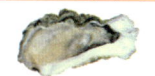
牡蛎 可诱发痛经

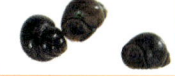
田螺 性大寒,易加重疼痛

西瓜 导致经血运行不畅

月经不调

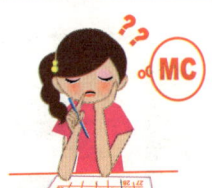

病症类型： 经期提前、经期延迟、经期延长、排卵性出血。

经期提前： 连续出现2个周期以上月经周期提前7天以上，甚至1个月内两次来潮，但月经量正常。

经期延迟： 月经周期错后7天以上，甚至推迟40~50天，并连续出现2个周期以上。

经期延长： 月经周期、月经量都正常，但经期延长超过7天，甚至2周方净。

排卵性出血： 因雌激素水平短暂下降，子宫内膜失去激素支持，导致内膜脱落而出血，通常在两次正常月经周期之间出现。

 病症简介：

月经不调，也称月经失调，指月经周期或出血量的异常，或是月经前、经期时的腹痛及全身症状。

 临床表现：

不规则子宫出血，有时月经过多或持续时间过长，月经过少或经期时间过短；功能性子宫出血可由内分泌系统功能失调引起；绝经后阴道出血，可由肿瘤、炎症等引起；闭经。

 致病原因：

①情绪异常：长期的精神压抑、生闷气。②寒冷刺激：寒冷会使盆腔内的血管过分收缩。③节食过度。④嗜烟酒。

相关常识： 要注意经期及性生活卫生，防止感染；经期应注意保暖；注意休息，减少疲劳，加强营养，增强体质。

宜食食物及功效

①宜食富含维生素的蔬菜

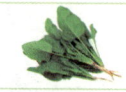 ✅ **菠菜** 促进雌激素分泌

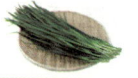 ✅ **韭菜** 温肾助阳、行气活血

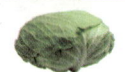 ✅ **包菜** 促进人体生血功能

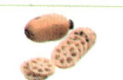 ✅ **莲藕** 补血、止血、调血

②宜食富含维生素、碳水化合物、水分、矿物质的水果

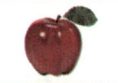 ✅ **苹果** 缓解疲劳、压力

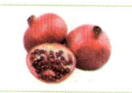 ✅ **石榴** 补血养气、提神健胃

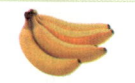 ✅ **香蕉** 调节月经、稳定情绪

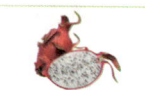 ✅ **火龙果** 排毒、补虚

慎食食物及原因

①忌食寒凉、刺激的食物

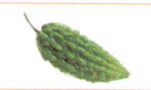 ❌ **苦瓜** 多食易刺激盆腔

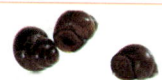 ❌ **田螺** 影响身体恢复

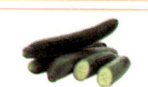 ❌ **黄瓜** 使盆腔血管过分收缩

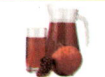 ❌ **冷饮** 刺激子宫而影响病情

②忌食辛辣、燥热的食物

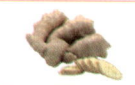 ❌ **生姜** 经期不宜过多食用

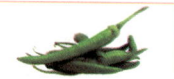 ❌ **辣椒** 刺激性强，伤害脾胃

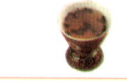 ❌ **浓茶** 刺激神经、心血管

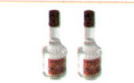 ❌ **白酒** 经期最好不饮酒

阴道炎

病症类型： 真菌性阴道炎、老年性阴道炎、幼女性阴道炎。

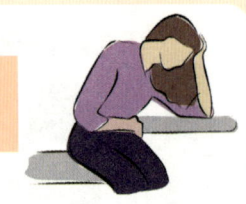

真菌性阴道炎： 由阴道内乳酸杆菌减少、加德纳菌及厌氧菌增加等所致的炎症。

老年性阴道炎： 绝经后妇女因卵巢功能衰退、雌激素水平降低、阴道壁萎缩、黏膜变薄、阴道内pH增高等所致的炎症。

幼女性阴道炎： 婴幼儿因外阴发育差、雌激素水平低、阴道内异物等所致的炎症。

 ### 病症简介：

阴道炎是阴道黏膜及黏膜下结缔组织的炎症，是妇科常见病，各个年龄段都可发生。在临床上以白带的性状发生改变及外阴瘙痒、灼痛为主要特点。

 ### 临床表现：

白带增多且呈黄水样，严重时可转变为脓性并有臭味；阴道有灼热下坠感，常尿频、尿痛；阴道黏膜发红、轻度水肿、触痛，有散在的点状或大小不等的片状出血斑，有时伴有表浅溃疡。

 ### 致病原因：

正常情况下，阴道对病原体的侵入有自然防御功能，当阴道的自然防御功能遭到破坏时，则病原体易于侵入，导致阴道炎症。

相关常识： 患者应保持外阴清洁、干燥，瘙痒时切勿搔抓摩擦、热水烫洗，可以用卫生清洁剂浸泡、擦拭。

宜食食物及功效

① 宜食富含碳水化合物的食物

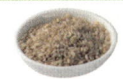
- ✅ **糙米** 增强机体免疫力

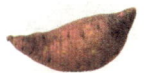
- ✅ **红薯** 促进体内毒素排出

- ✅ **橙子** 补充水分，消炎消肿

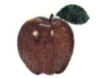
- ✅ **苹果** 提供能量，补虚

② 宜食富含抗氧化剂的食物

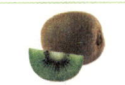
- ✅ **猕猴桃** 含维生素C，抗氧化

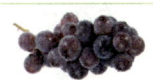
- ✅ **葡萄** 起到抗氧化的作用

- ✅ **胡萝卜** 含维生素A，抗氧化

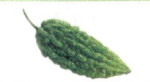
- ✅ **苦瓜** 保证微量元素的摄入

慎食食物及原因

① 忌食辛辣、刺激性食物，以免加重炎症

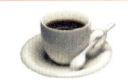
- ❌ **咖啡** 加重潮热、汗出症状

- ❌ **浓茶** 加重烦躁、潮热感

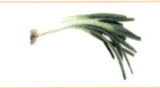
- ❌ **大葱** 易诱发阴道瘙痒

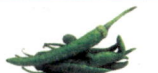
- ❌ **辣椒** 加重炎症

② 忌食海鲜食物和甜腻食物

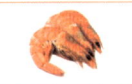
- ❌ **虾** 易诱发炎症

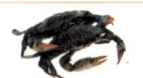
- ❌ **螃蟹** 易助湿、增热

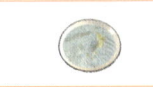
- ❌ **奶油** 加重身体负担

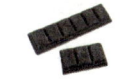
- ❌ **巧克力** 增加白带分泌量

不孕症

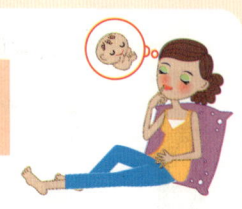

病症类型： 原发性不孕症、继发性不孕症。

原发性不孕症： 从未受孕。受环境、经济、文化程度及医疗设备等多种条件影响，全球原发不孕的发病率为2%~32%，差别较大。

继发性不孕症： 曾经怀孕以后又不孕。

 病症简介：

不孕症是指婚后有正常性生活，未避孕，同居2年而未能怀孕，一般指女性。目前也有将期限定为1年的说法。不孕是一种常见病，影响至少10%的育龄夫妇。一般不孕症在前期会有某些前兆，女性要多留意身体的变化，及早发现问题，及时治疗，才是预防女性不孕的关键。

 临床表现：

①原发性不孕症的临床表现是婚后未避孕而从未受孕。②继发性不孕症的临床表现是曾有过妊娠而后并未避孕，连续2年以上不孕。

 致病原因：

①排卵功能障碍，月经周期中无排卵，或排卵后黄体功能不健全。②生殖器官先天性发育异常或后天性病变，妨碍精子与卵子相遇。

相关常识： 患者应该少吃高蛋白质食物，过多食用高蛋白质食物可能会导致流产。日常生活中肉、蛋、奶与豆类中都含有丰富的蛋白质，所以怀孕初期应该少吃这些食物。

宜食食物及功效

①宜食温补肾阳的食物

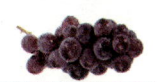
✅ **葡萄** 补气血、益肝肾

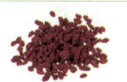
✅ **枸杞子** 补肾养肝

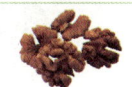
✅ **核桃** 温补肺肾

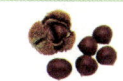
✅ **板栗** 补肾强骨

②宜食滋阴养血的食物

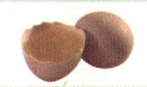
✅ **鸡蛋** 滋阴补虚

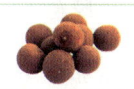
✅ **桂圆** 益气补血、健脾养胃

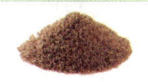
✅ **红糖** 调血养血

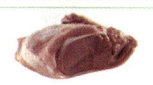
✅ **猪肉** 滋阴养胃、补中益气

慎食食物及原因

①忌食辛辣动火助阳之物

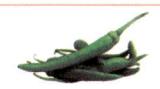
❌ **辣椒** 辛辣助阳

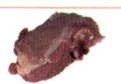
❌ **羊肉** 甘温大热

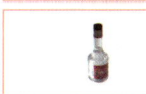
❌ **白酒** 辛辣、不利于健康

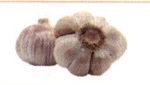
❌ **大蒜** 辛辣刺激

②忌食寒凉、油腻的食物

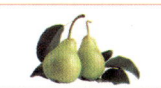
❌ **梨** 加重寒性体质

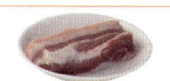
❌ **肥肉** 高脂肪、易引起肥胖

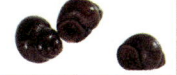
❌ **田螺** 性大凉，易加重宫寒

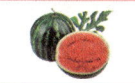
❌ **西瓜** 性寒凉

阳痿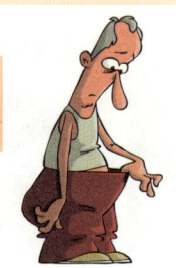

病症类型： 器质性勃起功能障碍、心理性勃起功能障碍、混合性勃起功能障碍。

器质性勃起功能障碍： 占50%，主要包括血管性、神经性、内分泌性、糖尿病性、阴茎海绵体纤维化性勃起功能障碍等。

心理性勃起功能障碍： 指紧张、压力、抑郁、焦虑、夫妻感情不和等精神心理因素所造成的勃起功能障碍。

混合性勃起功能障碍： 指以上两种病因共同导致的勃起功能障碍。

病症简介：

阳痿主要表现为男性在有性欲的情况下，阴茎不能勃起或能勃起但不坚硬，不能进行性交活动。阳痿的发病率占成年男性的50%左右。

临床表现：

阴茎不能完全勃起或勃起不坚，不能顺利完成正常的性生活；偶有发生阳痿，可能是一时紧张或劳累所致，不属于病态；阳痿虽然频繁发生，但于清晨或自慰时阴茎可以勃起并可维持一段时间。

致病原因：

①精神方面的因素，因某些原因产生紧张心情。②手淫成习惯，性交次数过多。③阴茎勃起中枢发生异常而致阳痿。④患脑垂体疾病会发生阳痿。

相关常识： 预防阳痿，要从其病因出发。如与恣情纵欲有关，应清心寡欲，戒除手淫和体外射精等不良习惯，减少房事次数。

宜食益肾壮阳的食品

宜食食物及功效

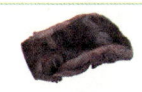 ✅ **狗肉** 补肾益精、温补壮阳

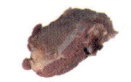 ✅ **羊肉** 益气补虚、温中暖下

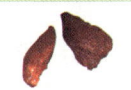 ✅ **鹿肉** 补五脏、调血脉

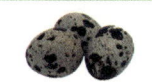 ✅ **鹌鹑蛋** 提高性功能

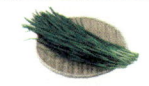 ✅ **韭菜** 温补肝肾、助阳固精

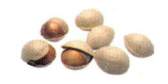 ✅ **白果** 促进精液、精子形成

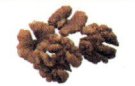 ✅ **核桃** 润肺、补肾壮阳

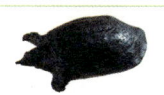 ✅ **甲鱼** 滋阴壮阳之佳品

① 忌食降低性能力的饮品

慎食食物及原因

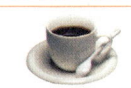 ❌ **咖啡** 抑制阴茎勃起

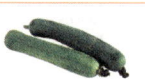 ❌ **丝瓜** 导致阴茎充血障碍

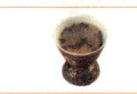 ❌ **浓茶** 加重气血亏损

 ❌ **酒** 损害神经、内脏

② 忌食肥腻、过甜、过咸的食物

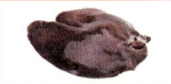 ❌ **动物内脏** 过量食用易加重身体负担

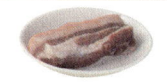 ❌ **肥肉** 加重身体负担

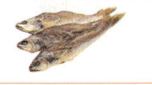 ❌ **咸鱼** 导致血液运行不畅

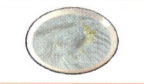 ❌ **奶油** 容易加重病情

遗精

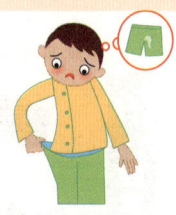

病症类型： 病理性遗精、生理性遗精。

生理性遗精： 属于正常现象，多见于青壮年，未婚或婚后分居者。

病理性遗精： 有梦遗、滑精两种现象，多见于中老年或身体先天不足者。

 病症简介：

指男性在没有性交的情况下精液自行泻出的现象。一般来说，未婚而成熟的男性每月遗精1~2次，有时稍多。若次数太多，就属于遗精的病理现象。

 临床表现：

生理性遗精是指无性交的射精，一般2周或更长时间遗精1次，阴茎勃起功能正常。而在病理性遗精中，梦遗多发生在睡眠过程中，滑精则多是在夜间无梦或清醒时精液自动滑出。

 致病原因：

患者性知识缺乏，其中3/4的人常看黄色书刊或色情电影，导致过度疲劳，或外生殖器以及附属性腺炎症刺激等。此外，当体内贮存的精子数量达到一定量时，也有可能发生遗精的现象。

 相关常识： 如发生遗精，切勿中途忍精，切勿用手捏住阴茎使精液不能流出，遗精后切勿用冷水清洗。

宜食食物及功效

①宜食补肾固精、滋补强壮的食物

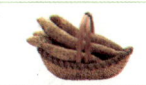
山药 产生精子生成所需氨基酸

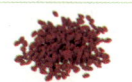
枸杞子 益气补虚

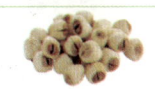
莲子 涩精、止泻、补肾

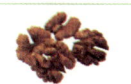
核桃 温补肺肾、益精壮阳

②宜食高蛋白质、营养丰富的食物

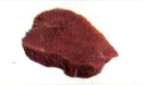
牛肉 提高性能力

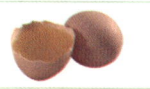
鸡蛋 滋阴壮阳、益精

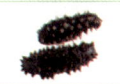
海参 补肾益精、滋阴降火

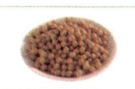
黄豆 补中益气、益脏填精

慎食食物及原因

①忌食有滑精作用的食物

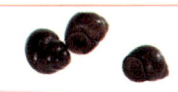
田螺 加重病情

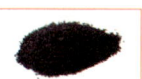
芝麻 不适合遗精患者食用

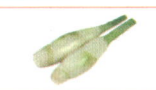
茭白 易滑中，滑精者勿食

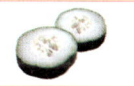
冬瓜 凉血，易加重遗精

②少食辛辣、过冷、刺激性食物

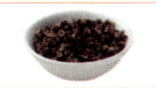
花椒 助火兴阳而伤阴

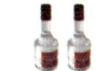
白酒 损害肝、肾等内脏

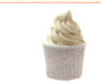
冰激凌 导致勃起欲望降低

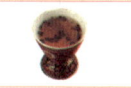
浓茶 对肾虚不固者不利

前列腺增生

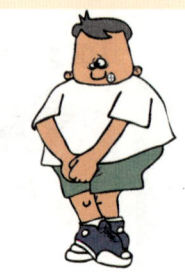

病症类型： 侧叶增生、后联合或中叶增生、侧叶和中叶增生、颈下叶增生。

侧叶增生： 前列腺尿道段受到挤压而变形、弯曲。

后联合或中叶增生： 突出至膀胱，使膀胱三角区底部抬起。

侧叶和中叶增生： 突向膀胱及尿道。

颈下叶增生： 突向膀胱，呈悬垂状。

 病症简介：

前列腺增生是一种退行性病变，一般成年男性30～40岁时，前列腺就开始有不同程度的增生，50岁以后就出现症状。前列腺增生虽然是中老年人的多发病、常见病，但也是可以预防和减轻的。

 临床表现：

尿频、尿急，为早期症状，日间及夜间排尿次数增多，且逐步加重；排尿困难，排尿踌躇，要等待好久才能排出；尿失禁，多为晚期症状，特别是夜间患者熟睡时，更易使尿液自行流出；血尿，膀胱颈部的充血或膀胱伴发炎症、结石、肿瘤。

 致病原因：

该病由于前列腺组织增生，使前列腺功能紊乱，反馈性引起睾丸功能一时性增强而致。性生活过于频繁会使前列腺长时间处于充血状态而加重前列腺增生。

 相关常识： 坚持清洗会阴部是前列腺增生护理的一个重要环节。要习惯用温水洗，可以舒缓肌肉与前列腺的紧张。

宜食食物及功效

①服食种子类食物

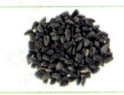
✅ **葵花子** 有助于制造精液

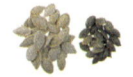
✅ **南瓜子** 缓解前列腺炎

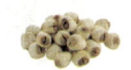
✅ **莲子** 益精补肾、固精安神

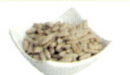
✅ **松子** 补肾益气、滋补健身

②宜食新鲜水果、蔬菜、粗粮及豆制品

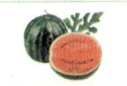
✅ **西瓜** 利尿、滋补肝肾

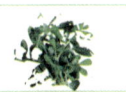
✅ **马齿苋** 清热解毒、利水祛湿

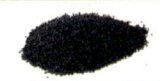
✅ **芝麻** 抑制前列腺组织增生

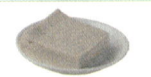
✅ **豆腐** 清热润燥、生津解毒

慎食食物及原因

①少食易产生刺激的发物

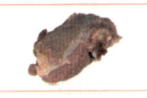
❌ **羊肉** 导致小便不利

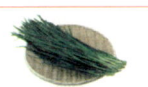
❌ **韭菜** 影响大、小便

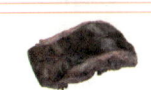
❌ **狗肉** 影响病情恢复

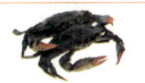
❌ **螃蟹** 加重病情，引发过敏

②少食辛辣刺激性食物

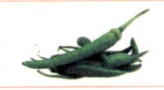
❌ **辣椒** 刺激前列腺组织

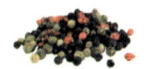
❌ **胡椒** 导致性器官充血

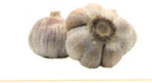
❌ **大蒜** 带有刺激性

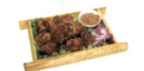
❌ **烤肉** 加重身体缺水症状

小儿肥胖症

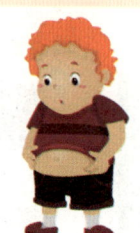

病症类型： 单纯性肥胖症、继发性肥胖症。

单纯性肥胖症： 无明显病因，由于能量摄入长期超过人体消耗，使体内脂肪过度积聚，体重超过一定范围。

继发性肥胖症： 有明显病因，常由内分泌紊乱、脑部疾病等引起。

 病症简介：

医学上将儿童体重超过按身长计算的平均标准体重20%的现象称为小儿肥胖症。凡体重为按身高计算的标准体重的20%~30%者为轻度肥胖，30%~50%者为中度肥胖，超过50%者为重度肥胖。小儿肥胖症最常发生于婴儿期、5~6岁和青春期。

 临床表现：

患儿脂肪积累，以乳、腹、髋、肩部为显著，腹部往往出现粉红色皮肤浅纹，四肢肥大，尤以上臂和臀部特别明显。患儿食欲旺盛，喜甜食、高脂肪食物。

 致病原因：

①营养素摄入过多：摄入的营养超过肌体代谢需要。②活动量过少：缺乏适当的活动和体育锻炼。③遗传因素：肥胖有高度的遗传性，目前认为肥胖多与基因遗传有关。④其他：如调节饱食感及饥饿感的中枢失去平衡以致多食。

相关常识： 防止儿童肥胖症，应从胎儿期着手，对孕妇加强营养教育，重视科学喂养，培养良好饮食习惯，避免摄食过多甜食、淀粉类及高脂肪食物。

宜食食物及功效

①多吃杂粮

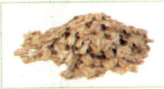
● **燕麦** 纤体瘦身

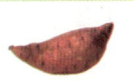
● **红薯** 促进脂肪的排泄

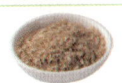
● **糙米** 延缓饥饿感

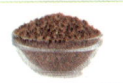
● **荞麦** 增加饱腹感

②多吃鱼类、新鲜蔬果和豆制品

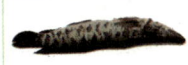
● **海鱼** 低脂肪、高蛋白质

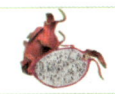
● **火龙果** 排毒瘦身

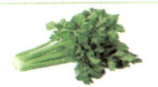
● **芹菜** 促进脂肪代谢

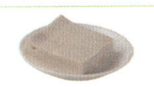
● **豆腐** 营养丰富、易于瘦身

慎食食物及原因

①忌食高脂肪、油腻的食物

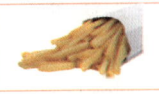
✖ **炸薯条** 高脂肪、不利于减肥

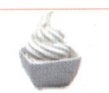
✖ **奶油** 易引起肥胖

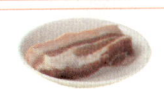
✖ **肥肉** 油腻、导致能量过剩

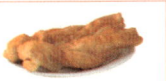
✖ **油条** 高脂肪、高能量

②避免高盐、高糖的食物

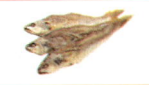
✖ **咸鱼** 引起水肿

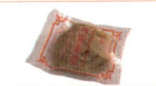
✖ **咸菜** 引起水肿

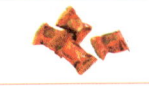
✖ **糖果** 可转换成脂肪储存

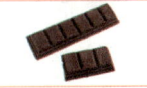
✖ **巧克力** 能量过剩

小儿营养不良

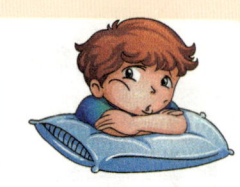

病症类型： 原发性营养缺乏病、继发性营养缺乏病。

原发性营养缺乏病： 由于膳食中的营养素不足而造成的营养不良。

继发性营养缺乏病： 主要由于营养素摄入不足和吸收不良而造成的营养不良。

 病症简介：

由于摄食不足或食物没有充分被吸收而导致不能维持正常能量代谢，继而出现体重不增加或减少、生长发育停滞、脂肪减少、肌肉萎缩等症状的一种慢性营养缺乏症。

 临床表现：

①情绪变化：当孩子情绪发生异常时，应警惕是否存在体内某些营养素缺乏。②行为反常：孩子不爱交往，行为孤僻，动作笨拙。③其他：早期营养不良症状还有恶心、呕吐、睡眠减少、口腔炎、皮炎、舞蹈样动作、肌无力等。

 致病原因：

①饮食方法不当：热量、蛋白质、脂肪等长期摄入不足；②疾病因素：孩子体质差，经常发生感冒、慢性消耗性疾病，导致机体对营养物质的需要量增加；③生长发育过快：孩子生长速度过快而营养物质补给跟不上。

相关常识： 对孩子的喂养量应随着年龄增长而逐步增加，但每次增加的量不可过多，如有消化不良症状出现，应酌情减量。

宜食食物及功效

①宜食富含多种营养素的食物

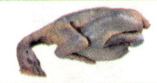 **鸡肉** 补充维生素、矿物质

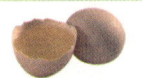 **鸡蛋** 增加蛋白质的摄入

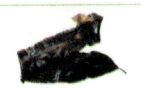 **海带** 提高抗病能力

 牛奶 补钙、促进发育

②宜食营养丰富且易消化的食物

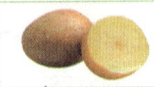 **土豆** 调理肠胃,促进消化

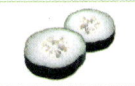 **冬瓜** 利水消肿,调节肠胃

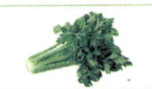 **芹菜** 宽利肠胃、滋补营养

 **黑木耳** 补充能量,增强体质

慎食食物及原因

①忌食辛辣、刺激的食物

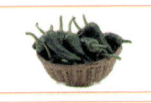 **辣椒** 刺激性太强,易伤身

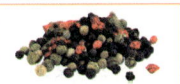 **胡椒** 加重咽喉不适

 冰激凌 刺激肠胃,营养食欲

 **白酒** 儿童不宜摄入

②忌食煎、炸、熏、烤类食物

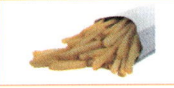 **薯条** 刺激肠胃

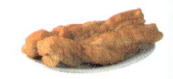 **油条** 产生油腻、不适感

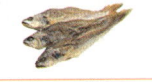 **咸鱼** 使唾液分泌增多

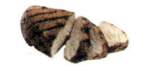 **烤肉** 伤害咽喉,加重病情

遗尿

病症类型： 原发性遗尿、继发性遗尿。

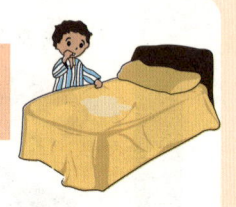

原发性遗尿： 指因家族遗传，或疲劳睡眠过度，或精神过分紧张，或大脑中枢与膀胱尿意神经反射功能不全所致的遗尿。

继发性遗尿： 指患儿因后天某些疾病引起的遗尿，如脑膜炎、癫痫、脑外伤、脊柱外伤、尿崩症、隐性脊柱裂泌尿畸形引起膀胱括约肌开闭功能失调。

临床表现：

患儿易兴奋、活动量大、夜间睡眠过深、不易醒，遗尿在睡眠过程中一夜发生1~2次或更多。主要分两种情况，一种为遗尿频繁，几乎每夜发生；另一种遗尿可为一时性，可隔数日或数月。

病症简介：

遗尿指3周岁以上的小儿睡中尿液自遗，醒后方觉的一种病症，俗称"尿床"。遗尿可分为白天遗尿及夜间遗尿，以夜间遗尿为多见。

致病原因：

①遗传因素：遗尿患者常在同家族中发病，发生率为20%~50%。②泌尿系统解剖或功能障碍：泌尿通路狭窄梗阻、膀胱容量及内压改变等。③控制排尿的中枢神经功能发育迟缓。

相关常识： 患儿晚餐宜吃干饭，这样可减少摄水量。过量食用巧克力也是诱发遗尿症的原因，所以平时应该少给或者不给患儿吃巧克力，特别是在临睡前。

宜食食物及功效

① 宜食具有温补、补肾功效的食物

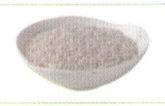
糯米 健脾和胃、补中益气

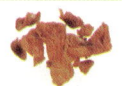
鸡内金 涩精、止遗

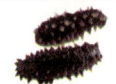
海参 补肾益精

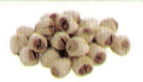
莲子 温补脾阳、固肾止泻

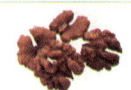
核桃 补脑益智

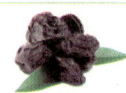
乌梅 改善肝脏功能

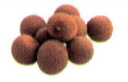
桂圆 增强抗病能力

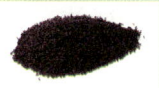
黑芝麻 补肝肾、润五脏

② 宜食具有清补功效的食物

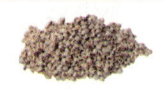
薏米 补充所需营养物质

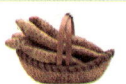
山药 生津养胃、补肾涩精

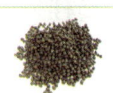
绿豆 清热、降火

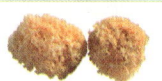
银耳 滋阴补虚、润燥

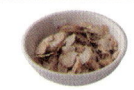
西洋参 滋补元气

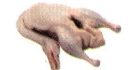
鸭肉 消水肿、化痰

泥鳅 补中益气、益肾助阳

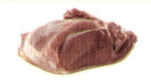
猪肉 强健体魄

慎食食物及原因

① 少食削弱脾胃功能、引起多尿的多盐、多糖、生冷食物

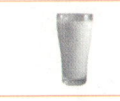
❌ 牛奶 易使尿液增多

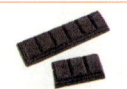
❌ 巧克力 热量、糖分都较高

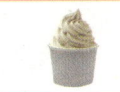
❌ 冰激凌 生冷食物，不宜多食

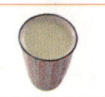
❌ 豆浆 利尿，影响病情恢复

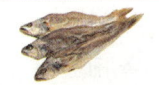
❌ 咸鱼 过咸，不宜多食

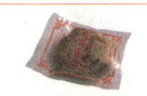
❌ 咸菜 腌制过久的不宜多食

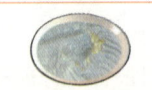
❌ 奶油 易产生肥腻感

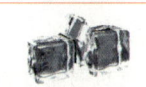
❌ 冰块 刺激肠胃

② 忌食使大脑皮质的功能失调、导致遗尿的辛辣及刺激性食物

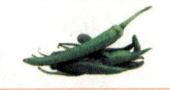
❌ 辣椒 使大脑皮质功能失调

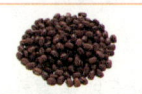
❌ 赤小豆 容易刺激肠道

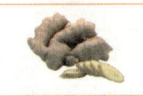
❌ 生姜 刺激神经系统

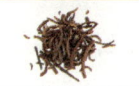
❌ 肉桂 影响病情恢复

③ 忌食具有利尿作用的食物

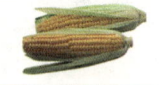
❌ 玉米 能润肠利尿，不宜多食

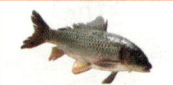
❌ 鲤鱼 易加重病情

❌ 西瓜 生冷且有刺激性

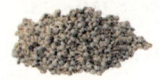
❌ 薏米 小便多者不宜食用